Über die

Frage des Heiratens

von

früher Geisteskranken. II.

(Geisteskrankheit und Ehe.)

Anlegung der statistischen Tabellen über Erblichkeit. — Klinische und biologische Fragestellungen. — Genealogische Stammbäume von 20 zyklischen Geisteskranken (mit Tabelle). — Vorschläge zur Prophylaxe.

Erweiterter Vortrag
für die Versammlung der Deutschen Irrenärzte
in Dresden am 28. April 1905.

Von

Heinrich Schüle.

Berlin.
Druck und Verlag von Georg Reimer.
1905.

Herrn

Wirkl. Geheimrat Prof. Dr. A. Hegar Exc.

zugeeignet.

Am Schluß meines vorjährigen Vortrags[1]) erhielt ich von Ihnen den Auftrag, ein Schema auszuarbeiten, nach welchem die statistischen Arbeiten, die ich für unser Thema vorschlug und von Ihnen gebilligt erhielt, anzulegen wären, so daß sie unserem Zweck entsprächen — meinerseits zugleich mit dem Wunsch, daß sie in dieser vorgelegten Form Ihre Zustimmung finden möchten. Ich habe versucht, diesem Auftrag im folgenden nachzukommen und lege Ihnen ein bezügliches Schema vor, einige erläuternde Bemerkungen anreihend.

Für die Anlegung der Listen.

Diese wären bei den jeweiligen Einläufen der Kranken zu beginnen und in der Folge im einzelnen auszufüllen.

I. Anthropologisch.

1. Nach Seite der psychopathischen Konstitution: ob vorherrschend
   a) affektive Anomalien,
   b) intellektuelle Anomalien,
   c) trophische Anomalien.
2. nach Seite des psychopathischen Charakters:
   a) angeborene Charakteranomalien — Bizarrerien, Absonderlichkeiten,
   b) psychische Minderwertigkeiten,
   c) sittliche Defektzustände.

1) Vergl. meine Broschüre: Über das Heiraten von früher Geisteskranken. Leipzig 1904. Seither wurde über dasselbe Thema „Geisteskrankheit und Ehe" eine sehr interessante, die einschlägigen Verhältnisse gründlich beleuchtende Arbeit von Professor *Mendel* in dem Sammelwerk von *Senator* und *Kaminer* veröffentlicht.

II. Klinisch.

a) Melancholie;
b) Manie;
c) primäre chronische Paranoia inkl. systematisierende Verrücktheit;
d) primäre Demenz inkl. Imbezillität;
e) sekundäre Demenz- und sekundäre paranoische Zustände;
f) juvenile Psychosen:
  α) einfache Zustandsformen mit günstigem Ausgang,
  β) Verblödungsprozesse (katatoner oder hebephrener Natur);
g) senile Psychosen mit besonderer Anmerkung prämaturer Arteriosklerose;
h) periodische und zirkuläre Psychosen:
  α) echte degenerative Form (endogene Entstehung, mitbegleitende Trophoneurose, meist auch moral Insanity),
  β) konstitutionell-rezidivierende Formen (in symptomatologisch gleichen oder äquivalenten Zustandsbildern, meist exogene Ursache);
i) akute (delirante) Seelenstörungen (akute Paranoia-, Amentia-, Stupor-Zustände);
k) organische geistige Hirnleiden: Paralyse und verwandte Zustände;
l) epileptische, hysterische und neurasthenische Seelenstörungen;
m) Intoxikationen — in specie Alkoholismus;
n) unbestimmte klinische Formen:
  α) voraussichtlich prognostisch günstig,
  β) voraussichtlich prognostisch ungünstig.

Jeder einzelne Eintrag wäre anzulegen als

A. Haupttabelle.

Name des Aufgenommenen;
Stand;
Geburtstag;
Geburtsort;
Wohnort;

1. Diagnostischer Befund bei der Aufnahme:
   a) klinische Form (siehe Schema pag. 6);
   b) mutmaßliche Ursache der Geisteskrankheit.

2. Gesundheitsstatus bei der Entlassung (inkl. die sich anschließenden zeitweiligen Nachfragen über das Befinden nach der Entlassung):
   a) geheilt;
   b) gebessert;
   c) ungebessert.

3. Heredität in direkter Aszendenz bis zu den (Ur-) Großeltern:
   a) Sind Geisteskrankheiten — und in welcher klinischen Form, inkl. Verbrechen bei den Verwandten in direkt aufsteigender Linie vorhanden, eventuell auch konstitutionelle Erkrankungen, Krampfneurosen, Diabetes, Fettleibigkeit, Gicht?
   b) In welchem näheren Verwandtschaftsgrad stehen die einzelnen erkrankten Aszendenten mit dem (der) Aufgenommenen?
   c) Sind äußere Verhältnisse als mitbedingend für den Ausbruch der Psychose bei dem erkrankt gewesenen Aszendenten vorhanden (Lues, Milieu)?
   d) Ähnelt Patient mehr dem Vater oder der Mutter oder einem geisteskrank gewesenen Seitenverwandten?

B. und C. Nebentabellen.

Haben Geisteskrankheiten — und welche — auch B. bei Geschwistern und C. in den Seitenlinien, nämlich bei Geschwistern von Großeltern, Eltern, sowie deren Deszendenten stattgefunden?

Eine weitere Tabelle beträfe die

D. In der Ehe Erkrankten:

1. Ist Erblichkeit auch bei dem andern Gatten vorhanden?

In diesem Falle Fragestellung nach der Haupttabelle 3, a, b, c.

a) Sind Geisteskrankheiten — und in welcher klinischen Form, inkl. Verbrechen bei den Verwandten in direkt aufsteigender Linie vorhanden, eventuell auch konstitutionelle Erkrankungen, Krampfneurosen, Diabetes, Fettleibigkeit, Gicht?

b) In welchem näheren Verwandtschaftsgrad stehen die einzelnen erkrankten Aszendenten mit dem (der) Aufgenommenen?

c) Sind äußere Verhältnisse als mitbedingend für den Ausbruch der Psychose bei dem erkrankt gewesenen Aszendenten vorhanden (Lues, Milieu)?

2. War der (die) Kranke schon vorher geistig erkrankt gewesen:

a) im ledigen Stande?

b) in der Ehe?

3. Liegen ursächliche Momente in den äußeren ehelichen Verhältnissen (Milieu)?

Eine letzte Tabelle beträfe

E. den Geisteszustand der Nachkommen (Kinder).

1. Sind dieselben geistig abnorm oder sonst auffällig (Imbezillität, Idiotie)?

2. In welcher zeitlichen Reihenfolge der Geburt stehen die geistig abnormen Sprößlinge zu den gesunden Geschwistern?

3. In welchem Lebensabschnitt der Eltern, resp. des erkrankt gewesenen Parens fand die Geburt statt?

Bemerkungen und Erläuterungen zum vorgeschlagenen Schema.

Die Einteilung der Psychosen, wie sie in obiger Tabelle geschehen, ist nur in praktischer Rücksicht auf die Vererbungsfrage aufgestellt; sie will also in keiner Weise mit einer „neuen" klinischen Einteilung hervortreten. Sie beabsichtigt einzig: statistische Resultate über die Erblichkeitsverhältnisse nach gewissen Krankheitsgruppen, und erhofft daraus brauchbare Ergebnisse für die spezielle Frage der Zulässigkeit oder des Abratens einer Verheiratung.

Des näheren schien mir dieser praktische Zweck zu erfordern: 1. Erhebungen über die vorhandene Konstitution des Erkrankten, und zwar: ob eine nur neurotische vorliegt, oder aber eine psychopathische. Die Kolonne I,2 (pag. 3) enthält die nähere Ausführung von 1b (intellektuelle Anomalien).

Die speziellen Krankheitsrubriken sind vorgeschlagen in der Unterstellung, daß die gewählten Bezeichnungen noch immer die am meisten geübten und geläufigsten sind. Sie decken sich mit gewissen psychologisch und neurotisch wohlcharakterisierten klinischen Zeichenverbänden, welche als naturgemäß gelten dürfen, insofern diese in derselben Vereinigung der hervorragendsten Zeichen und der häufigsten Ähnlichkeiten in konstanter anschaulicher Weise wiederkehren und dadurch leicht wieder erkennbar sind. Auch aus diesem heuristischen Grunde scheinen sie sich für unsere statistischen Zwecke besonders zu empfehlen. Die neuere Klassifikation, welche tiefer strebt, an Stelle der früheren klassifikatorischen Fächer mehr auf „Typen" dringt, statt einfacher Zeichenverbände, die Krankheitsprozesse herzustellen, aus der klinischen Zeichenfülle die zusammengehörigen Anfangs- und Endbilder zu sondern und zu verbinden sucht, welche endlich auch den Krankheitsverlauf und damit die Prognose in ihre Charakteristik einbezieht: sie würde eben durch diese Tendenz unserem anthropologischen Standpunkt noch direkter entgegenkommen. Da aber die Kenntnis allgemein gültiger Leitzeichen für eine verläßliche Einschätzung von Verlauf und Ausgang erst im Werden ist, und dieselben äußeren Zeichen je nach den Umständen verschieden bewertet sind, eine verschiedene Sprache reden; da namentlich für die Abmessung der individuellen Widerstandskraft, als des entscheidenden prognostischen Faktors, noch jede Wertziffer fehlt: so wäre in dieser modernen Einteilung, trotz ihrer anerkennenswerten Resultate, doch für uns hier ein wesentlicher Vorteil nicht zu erreichen, ja es stünden ihr sogar für unsere Zwecke Bedenken entgegen, die z. T. noch erwähnt werden sollen.

Dem entgegen scheint mir der Vorzug unseres obigen Schemas gerade darin gelegen, daß es eine möglichste klinische Individualisierung erlaubt. Dies läßt sich nur erreichen durch eine möglichste Mannigfaltigkeit von klassifikatorischen Kategorien, welche natürliche Symptomenverbände und zwar in engeren Gruppen zur Anschauung bringen, dabei soweit biegsam in ihrer Umgrenzung sind, um auch den fließenden Übergängen und Mischzuständen durch ihre Namengebung gerecht zu werden. Aber auch mit und neben deren Anwendung für unseren klinisch-statistischen Gebrauch ist stets noch nötig, jeweils die speziellen Symptomenzüge beizufügen, welche den Einzelfall als solchen charakterisieren, wenn tunlich schon in der Prima-vista-Notierung, später letztere ergänzend. Überschlage ich diese Gesichtspunkte, welche mir für unsere statistischen Bedürfnisse die wichtigen und entscheidenden sind, so scheint damit der Vorzug so sehr unserem symptomatologischen Prinzip zuzuneigen, daß ich Ihnen mein praktisch ausgewähltes Schema, das übrigens nicht ganz nur auf diese eine Betrachtweise gestellt ist, empfehlen zu dürfen mich befugt glaube. Ihm gegenüber visiert der prognostische Standpunkt in der Klassifikation zu sehr nur den Ausgang und opfert für diesen immerhin beachtenswerten Gewinn die farben- und formreichen Anfangsbilder, deren Spezifität in der nivellierenden Gleichheit des letzten Krankheitsaktes untergeht. So besonders in der erweiterten Gruppe der sog. Dementia praecox, welche jetzt für Viele die verschiedenen Formen des chronischen Wahnsinnes, eine Reihe hysterischer Psychosen, rezidivierender Zustandsbilder des konstitutionellen Irreseins, sodann Dementia acuta-Zustände usw. aufzusaugen sich anschickt und so immer verschwommener und uferloser zu werden droht — eine Ausnahme abgerechnet, von der unten die Rede sein wird. Angesichts dieser überreichen Gruppe wäre eine Einschränkung in der sprachlichen Bezeichnung für unsere Zwecke, wo alles auf möglichste Individualisierung ankommt, nicht förderlich und nicht zu empfehlen, vielmehr die Scheidung in die klinischen Komponenten vorzuziehen. Tatsächlich gleichen sich auch innerhalb dieses Sammelnamens streng genommen keine zwei Fälle genauer, so daß man vom einen auf den andern trotz derselben Signierung ein anschauliches Bild bekommen könnte — ganz zu geschweigen vom Verlauf, wo Besserungen, jahrelanges Stationärbleiben, Ablauf in Schüben, dann wieder sukzessiver Abwärtsgang, Schwächezustände aller Grade und Formen und endlich auch noch evidente Besserungen, ja sogar Heilungen miteinander abwechseln, als fast gleiche klinische Möglichkeiten nebeneinander stehen. Auf diese Einzelheiten aber kommt es uns hier gerade an; denn darin spiegelt sich zweifellos der anthropologische Charakter des betreffenden Falles ab, und, sofern er nicht erworben wurde, die Schwere der hereditären Belastung. Sie ersehen, meine Herren, aus diesen bekannten Verhältnissen, wie wenig mit einer solchen Diagnose für unsere Zwecke geleistet wäre. Wir suchen etwas ganz anderes; wir wollen Einzelschicksale kennen lernen in Form von konkreten Anfangsbildern, konkreten Verläufen und Endzuständen — so kann uns auch nur ein strengstes Individualisieren frommen, ein Trennen, soweit nur immer möglich. Wir können darin nicht eifrig genug vorgehen — wenn auch allerdings unseres Bemühens letztes und immer wieder erstrebtes Endziel bleibt: für jeden Einzelfall in möglichst eindeutiger statistischer Form festzustellen, ob es sich um eine leichte Erkrankung handelt oder aber um einen zu progressivem Zerfall sich neigenden Prozeß, und zwar durch alle Verschiedenheit des Verlaufs — ob einfach oder in getrennten Anfällen — durch alle Besonderheiten im symptomatologischen Formcharakter des Zustandsbilds hindurch. Ferner wollen wir wissen: aus welchen näheren ätiologischen resp. biologischen Momenten heraus das Endschicksal des Einzelfalls sich vollzog. Ob der Grund in der pathologischen Struktur der Faktoren lag, z. B. im Stärkegrad eines manischen Erregungszustandes, oder aber, ob unbeeinflußt durch diese oder auch durch die Zahl und Dauer der Anfälle sich die unterliegende konstitutionelle Anlage geltend machte, so daß diese entschied, was wahrscheinlich wird, wenn entweder ein einziger kurzer Anfall von vielleicht mäßiger Intensität zum frühen geistigen Niedergang führte oder gehäufte Anfälle endogen sich einstellten. Daran wird sich dann die weitere Frage reihen: ob die Krankheit ihrem klinischen Symptomencharakter nach zu diesem Ausgang determinierte, oder aber ob auf eine nachwirkende schwere Familienanlage zu schließen ist, die, generationsweise gezüchtet, jetzt den schlimmen Ausgang herbeiführte. Und daran reiht sich endlich die Hauptfrage: Wird dieser Zustand, wie wir ihn vorfanden, mit dem betroffenen Individualleben abschließen, oder aber sich vererben? Dort also eine Schädigung, welche wieder eliminiert wird, hier aber eine bleibende und übertragbare Kränklichkeit, möglicherweise noch mit dem Charakter der Steigerung, der progressiven Zunahme? Damit hätten wir das Ziel für den Einzelfall, den wir statistisch verwerten, erreicht. Durch die Fülle unserer vereinten und fortgesetzten Beobachtungen werden wir dann weiter vordringen zur allmählichen Beantwortung der zwei Punkte, die uns bei jeder Heiratsfrage von Belasteten entgegentreten, mit deren Erledigung auf empirischer, d. h. klinisch-statistischer, Grundlage wir nunmehr auch hoffen dürfen, die letztere zutreffend zu lösen. Es wäre das Idealziel, wenn unsere Fortschritte feststellten:

a) Lassen sich die psychopathischen Zustandsformen bezüglich der Vererbbarkeit trennen und erkennen als: möglicherweise vererbbar resp. wahrscheinlich vererbbar? Und wie ordnet sich eine nach diesem Gesichtspunkt, also nach dem Grad der Gefährdung der Nachkommenschaft, angelegte Stufenreihe?

b) Gibt die Psychosenform an sich diesen Indikator ab, oder erst unter Rückbeziehung auf die unterliegende Konstitution? Und ordnen sich auch die Konstitutionen in ähnlichen Stufenreihen wie die Krankeitsprozesse, die sich auf ihnen abspielen?

c) Gibt es endlich Zustandsbilder, welche mali ominis sind, m. a. W.: solche, die nur zustande kommen auf Grund einer schlimmen Konstitution? Und ev. welche?

Hieraus würde zugleich in neuer Begründung erhellen, warum der symptomatologische Standpunkt sich für unsere statistischen Einträge empfiehlt. Wir erhalten durch ihn, d. h. durch Krankheits-Cadres, welche nach konstanten Zeichenverbänden mit führenden Charakterzeichen geordnet sind — ohne Rücksicht auf Prognose und Ausgang —, die anschaulichen klinischen Rahmen zur Unterbringung der ähnlichen Einläufe, die wir nach dieser klassifikatorischen Einreihung in unsern Listen festlegen. Wir können uns so an das unmittelbar klinisch Gegebene halten — ein großer Vorteil! —, ohne uns erst auf das Eis der stets heikeln Prognosenstellung zu begeben. So bewahren wir uns vor Enttäuschungen und können uns mit einer präjudizlosen Diagnose beschäftigen, die rein nur auf die unbestochene Beobachtung gestellt bleibt. Vergessen wir nicht, daß die Prognose stets nur eine Sache kombinierter Erwägung ist, die Resultante aus vielen und zusammengesetzten Faktoren. Es existiert ja auch bis jetzt kein Zeichen, welches uns eine einfache Manie sicher von einer periodischen unterscheiden ließe; oder einen manisch-depressiven Anfall, der nur einmal auftritt und nie wieder — gegenüber dem andern, der, symptomatologisch gleich, das Schicksal eines ganzen Lebens beherrscht und auf Jahrzehnte hinaus seine stets wiederkehrenden Schatten wirft.

Aber auch bei der symptomatologischen Diagnose werden wir mit dem einfachen Anfangseintrag nicht abschließen dürfen und wollen. Wir müssen sie im Gegenteil immer wieder vornehmen und in fortgesetzter Beobachtung nachprüfen. Bei dieser Gelegenheit wird denn auch der Verlauf, den wir erst recht nie sicher vorausbestimmen können, jeweils in der Liste notiert.

Ist der Fall abgeschlossen, dann möge er an der Hand der Krankengeschichte nochmals verglichen und redigiert werden, um jetzt als Grundlage für den Stammbaum zu dienen. Ich werde Ihnen ein hierzu gemachtes Schema vorlegen (pag. 17).

Die klinische Einzelbeobachtung kann und soll künftig für uns nur dann als eine fertige zu betrachten sein, wenn sie ihre Ergänzung im ausgefüllten Stammbaum gefunden hat. Der letztere ist wesentlich Zubehör zur ärztlichen Krankheitsgeschichte.

Ich möchte mir nun erlauben, noch einige spezielle Bemerkungen anzuschließen.

1. Zunächst ist es selbstverständlich und oben schon erwähnt, daß wir unsere Diagnose möglichst konkret zu fassen bestrebt sind. Wir werden deshalb uns nicht mit der schlechthinigen Bezeichnung „Melancholie“ begnügen, sondern hinzufügen: auf neurasthenischer, oder klimakterischer, seniler usw. Grundlage; oder: von einfachem Involutionscharakter; oder mit prämaturer Atherose usw. Aber auch impulsive Neigungen, Zwangsgedanken usw. werden besonders anzumerken sein, da diese Züge stets auf tiefere Belastungsmomente schließen lassen, die möglicherweise wieder für die Vererbbarkeit von Wichtigkeit sind.

2. Bei Frischerkrankungen ist die Beimischung von hysteriformen Zeichen, von dementen oder paranoiden Zügen, von somatischen oder psychischen Stereotypien usw. gleichfalls besonders zu notieren, aus demselben Grunde wie bei 1. Speziell sind aber ausgesprochene „degenerative"[1]) Züge anzumerken, wenn die Erkrankung auch sonst ganz das Gepräge des frischen heilbaren Typus bietet.

---

[1]) „Degenerativ" in der Bedeutung, wie es im folgenden gebraucht ist, bezeichnet eine gewisse Abart (Hemmung oder Rückschlag) in der typischen geistigen Entwicklung, die sich a) klinisch-symptomatologisch, b) biologisch, c) sozial offenbart. Nach a) klinischer Seite erscheint die „Degeneration" als eine Minderwertigkeit oder Perversität auf intellektuellem oder auf ethisch-affektivem Gebiet (ev. auch beiden zusammen) mit dem besonderen Merkmal 1. der „Dissoziation", wobei die psychischen Elemente und Funktionen den Charakter der gegenseitigen Isolierung, der Loslösung, und der mehr oder minder mangelnden Beeinflußbarkeit erhalten (Zwangsgedanken, Zwangsimpulse, ethische Anomalien, perverse Dränge); sehr oft isolieren sich die intellektuellen und die aktuellen Funktionsreihen (Verstand und Wille), so daß beide unkorrigiert und inkorrigibel nebeneinander ablaufen: unethische Neigungen und Akte trotz oft richtiger Einsicht und Kritik, manchmal mit Umkehr des normalen Verhältnisses zwischen Motiv und Handlung („räsonnierender Modus" der moral Insanity). Im Gegensatz zu analogen Zuständen geistigen Niedergangs und Zerfalls der Normalsinnigen herrscht hier, beim Degenerierten, 2. die Partialität der Störung vor. Sie umfaßt das Gebiet der sogenannten „Monomanien", der somatischen und psychischen Tic's, auf der tiefern Grundlage (wie oben) einer ungleich äquilibrierten oder sich auflösenden Persönlichkeit — wiederum entgegen dem normalen Typus, dessen Charakter Einheit und seelischer Zusammengang ist. In dieser, im Wesen veränderten, psychologischen Struktur liegt der Charakter des „Aus der Art-Schlagens" nach klinischer Seite unsers Begriffs eingeschlossen. Dazu kommt nun b) das biologische Moment. Unter „degeneriert" ist nach dieser zweiten Richtung nicht eine einfache geistige Niedergangsstufe aus folgerichtiger natur- und gesetzmäßiger Entwicklung zu verstehen, sondern eine oft abrupte, seltener allmähliche, geistige Hemmung oder Entgleisung aus primärer und primordialer Entstehung, gleichsam autochthon, als unmittelbare oder genetisch ungenügend aufweisliche Wirkung einer eigen gearteten neuropsychischen Anlage. Als solche ist sie auch vererbbar, und zwar sehr oft in steigender, d. h. progressiv verschlimmernder Tendenz. Das letzte Moment endlich in unserer Begriffsbestimmung ist c) das soziale: Der Degenerierte ist stufenweise gesellschaftlich unfähig, bis herab zur gänzlichen praktischen Unbrauchbarkeit in Leben, Haltung, Beruf.

3. Aus dem Krankeitsbegriff der Dementia praecox möchte ich, nachdem ich oben an Stelle einer erweiterten Anwendung dieser Bezeichnung lieber auf die frühere Klassifikation und symptomatologische Trennung rückgreifen zu sollen glaubte, um so mehr für Beibehaltung jener kleinern Gruppe eintreten, welche als die Verblödungsprozesse κατ' ἐξοχὴν (katatoner, phantastisch-paranoischer, einfach verblödender Typus) zusammengefaßt werden. Ich will sie der Verständigung wegen hier in Kürze skizzieren, Bekanntes dabei wiederholend. Vorzugsweise von hebephrener Entstehung, kommen sie erfahrungsgemäß, wenn zwar seltener, auch nach der Pubertät, im reiferen Alter, aber vor der Involution, vor. In ihnen zeigt sich, wie ich glaube, die besondere Intensität erblicher Belastung (wenn auch, wie mir wohlbekannt, vereinzelte Fälle ohne nachweisbare Anlage beobachtet sein mögen). In der Regel ist die eigenartige Dementia dieser Fälle eine hereditäre; sie tritt mit Vorliebe bei anscheinend oft geistig gut veranlagten, sogar begabten, Individuen auf, die allerdings meistens originäre Züge von Kindheit auf tragen. Dies und der jähe Einbruch und ebenso brüsk erfolgende Untergang der psychischen Existenz, und nicht bloß auf die Stufe des Schwachsinns, sondern des tiefsten Blödsinns (auf oder unter der Kindheitsstufe), ist, was das klinisch Besondere dieser Fälle ausmacht. Und daneben die aparten klinischen Züge im Zustandsbild: so nach intellektueller Seite paralogische Assoziationen, phantastische Synthesen, agrammatische Sprachformen usw., ferner die zugehörigen eigenartigen psychomotorischen Störungen, die Spannungen und Stereotypien; endlich die immer schroffer herauswachsende Inkongruenz zwischen dem intellektuellen und affektiven Verhalten, explosive Erregbarkeit neben gemütlicher Stumpfheit, Merkfähigkeit neben motorischer Willenssperre und konträren Impulsen — alle diese Merkmale lassen diese Gruppe als eine spezifische, als eine „Ablenkung", erscheinen. Sie steht klinisch auf degenerativem Boden, wie sie sich auch oft in echt periodischem Verlauf abspielt, während die uneigentlichen und unechten Fälle von „vorzeitiger Demenz" den Typus entweder der Hemmung, des Stillstandes der psychischen Entwicklung darstellen, oder aber des allmählichen Niedergangs, der einfachen ev. unter zwischenläufigen Krisen sich vollziehenden

geistigen Abschwächung, wobei die ursprüngliche pathologische Zustandsform und vor allem die psychologische Gesetzmäßigkeit sowohl im Verlauf wie im dementen Endbild erhalten bleiben. Hier handelt es sich deshalb um eine verfrühte Involution, um eine natürliche regressive Metamorphose, um eine allmähliche funktionelle Auflösung; dort aber, bei der Dementia praecox s. str., um eine plötzliche oder unter Zyklen erfolgende zerebrale Katastrophe, analog dem physikalischen Vorgang der „Auslösung", worin Ursache und Wirkung nicht mehr in äquivalentem Verhältnis bleiben; daher bei dieser der Charakter des gewaltsamen, oft jähen, Zusammenbruchs, nicht wie bei jener mit dem Resultat einer einfachen seelischen Reduktion, einer endlichen Minderwertigkeit und Unterleistung, sondern vielmehr einer geistigen Vernichtung, gewöhnlich mit einer Itio in partes der Persönlichkeit. Als biologisches Art-Zeichen dieser spezifischen engern Krankheitsgruppe kommt ihre Vererbbarkeit (oft progressiv) hinzu, wie sie selber meistens eine ererbte ist (s. oben).

Nur für diese „degenerative" Form möchte ich event. die abgekürzte Bezeichnung der Dementia praecox auch für unsern statistischen Zweck vorschlagen.

4. Aber auch die echte chronische systematisierende Verrücktheit mit der charakteristischen Schonung des Intellekts und der formalen Logik — der Verfolgungs- und Beachtungswahn, speziell nach dem Typus Lasègue — sollte statistisch besonders abgehoben werden, da diese Fälle allermeist originärer Natur, Ausdruck ausgesprochener erblicher Belastung, und wahrscheinlich auch besonders schwer für die Vererbung sind. Am einfachsten würde man sie durch die deutsche Bezeichnung „Verrücktheit" in unsern Listen absondern.

5. In dem vorgeschlagenen Schema mußte selbstverständlich besonderer Wert für die Erhebung darauf gelegt werden: a) ob die Erkrankung schon in der Jugend auftritt, oder erst später; denn je früher in der biologischen Entwicklung, desto stärker darf, wenn vorhanden, der Grad der Erblichkeit angenommen werden und desto invalider die individuelle Existenz; und b) bei senilen Formen die wichtige Notierung: ob familiäre Alterserkrankungen, namentlich prämature Atherose, im Spiele

sind. Für die Fälle des juvenilen Typus ist sorgsam jeweils festzustellen und zu notieren: ob es sich um eine einfache heilbare, vorübergehende Form handelt, was bekanntlich nicht selten zutrifft (namentlich als sog. abortive Verrücktheit). Davon sind die eigentlich hebephrenen, d. h. zur bleibenden Verblödung führenden Fälle genau statistisch abzutrennen (Schema f pag. 6).

6. Endlich erscheint noch wichtig, unter den periodischen Formen eine genauere Scheidung vorzunehmen und zwar nach den beiden unter h α) und β) aufgeführten Gruppen. Trotz bekanntlich zahlreicher fließender Übergänge bilden die ausgebildeten Typen genügend große, ja sehr große Gruppen, von einer nur immer wünschenswerten klinischen Schärfe der Charakteristik für die Diagnose und namentlich auch für die Prognose. Für unser Vererbungsproblem ist die Trennung womöglich noch wichtiger. Denn es darf als ein heute schon gesicherter Satz unserer psychiatrischen Erblichkeitslehre bezeichnet werden, daß die Gruppe α), d. h. die echten Periodiker, viel deletärer für die Progenies sich verhält, als die Gruppe β). Sie sind der hervorragendste Typus der erblichen Entartung. Ich werde unten ein Korollarium aus unseren hiesigen Stammbäumen von Periodikern und Zyklikern (bekanntlich biologisch Eines Stammes) anschließen.

Aus der graphischen Darstellung derselben ergibt sich sofort die Beantwortung der in der nachfolgenden Stammtabelle enthaltenen Fragen, wie sie die für unsere Statistik wichtigen und entscheidenden sind:

Hereditätsverhältnisse der Aszendenz.

A. in der Hauptlinie;

B. bei den Geschwistern;

C. in den Seitenlinien.

Individuelle Art der Belastung.

I. Ob in der Aszendenz mit Psychosen belastet, und zwar:

1. in derselben klinischen Form?

2. in anderen klinischen Formen?

a) in Form einer einfachen Psychose; hierher alle akzidentellen Psychopathien ohne tiefe konstitutionelle

Schädigung: affektive Psychoneurosen; akute halluzinatorische Erregungs- und Erschöpfungs-(Stupor-)zustände auf asthenischer Grundlage; aperiodisch-rezidivierende einfache Psychosen; oder

b) in Form einer schweren resp. degenerativen Psychose; hierher die biologischen psychischen Krankheitsprozesse auf konstitutioneller Grundlage; ferner die zur Verblödung verlaufenden Zustände (engere Gruppe der Dementia praecox); die echten Periodiker und Zykliker; die chronische systematisierende Verrücktheit; das Irresein aus schweren Neurosen (Hysterie u. Epilepsie); oder

3. in Form einer organischen Hirnerkrankung? (Die Ergänzung der speziellen klinischen Formen und deren Bezeichnung nach dem früheren Schema.)

II. Ob Alkoholismus oder sonstige Intoxikationen in der Aszendenz?

III. ob Suizid?

IV. ob einfache leichte Neurosen?

V. ob krankhafte körperliche Konstitutionen (Tuberkulose, Gicht, Diabetes usw.)?

VI. ob psychopathische Charaktere (Originarier)?

Handelt es sich um Verheiratete (in der Ehe Erkrankte):

1. wie viele sind verheiratet?
2. sind Kinder vorhanden?
3. wie viele der Verheirateten waren vor der Ehe erkrankt?
4. bei wie vielen war auch der Konsors krank?
5. sind die Kinder gesund, oder krank, und eventuell wie?

Allgemeine Schlußfragen.

1. Ist steigende Tendenz der Vererbung in dem betreffenden Stammbaum vorhanden? oder gegenteils
2. abnehmende Tendenz?
3. Sind atavistische Züge nachweisbar?
4. Ist Neigung zum Erlöschen des Stammes vorhanden?

Nebenstehende Fragen sind von den Angehörigen, event. dem Bezirksarzt od. andern Behörden, zu beantworten.	**Geisteskrankheit.** Welche Art? Ob schwermütig, erregt, Wahnideen usw.? Ausgang (Genesung, Verblödung, Tod; ob in Anstalt gewesen)? Wiederholte Anfälle? In welchem Alter erkrankt?	**Fragen, den Gesundheitszustand der Vorfahren der Kranken betreffend.** **Nervenkrankheit.** Welche Art? Ob auffallend reizbar und aufgeregt, klagesüchtig; oder gegenteils leutscheu? Sonderling? Ob Krämpfe? (Fallsucht?) Ob Lähmungen?	**Körperliche konstitutionelle.** Tuberkulose (Schwindsucht)? Gicht? Zuckerkrankheit? Krebs? Wechselfieber? Syphilis? Rückenmarksschwindsucht?	**Trunksucht.** Beständiger oder periodischer Mißbrauch des Alkohols?	**Andere Vergiftungen.** Morphium, oder Schädlichkeiten durch Arbeit, Wohnung und Lebensweise?	Selbstmord?	Konflikt mit dem Strafgesetz. Weshalb?	Besondere Bemerkungen.
Vater								
Mutter								
Großvater (Väterlicherseits)								
Großmutter (Väterlicherseits)								
Großvater (Mütterlicherseits)								
Großmutter (Mütterlicherseits)								
Geschwister der Kranken								

Fragekarte,

die persönliche und erbliche Anlage betreffend.

(NB. Den Begleitern des Kranken zur Ausfüllung mitzugeben behufs Ergänzung der Stammtabellen.)

Name . . . . Alter . . . . . Wohnort . . . .

Den (die) Kranken selbst betreffende Frage:

1. War die Mutter während der Schwangerschaft krank? Woran litt sie?
2. Wie verlief die Geburt?
3. Kräftiges oder schwächliches Kind?
4. Wie verlief die Säuglingsperiode? (gestillt, künstlich ernährt, Magendarmstörungen, Ausschläge) Gichter?
5. Kindesalter, etwa 2.—6. Jahr.
   a) Körperlich: Kräftezustand; englische Krankheit, Skropheln usw.? Wann gehen gelernt?
   b) Geistige Entwicklung: Gescheidt, heiter, gesellig, oder verschlossen, mürrisch. Ob schwer gelernt? Wann sprechen gelernt? Verhalten beim Spielen usw.?
   c) Ansteckende (fieberhafte) Kinderkrankheiten? (Scharlach usw.?) Kopfverletzungen?
6. Späteres Kindesalter (Schulzeit) 7.—14. Jahr.
   a) Körperlich: Ernährungszustand. Ob chronische Krankheiten? Drüsen-, Knochenerkrankungen; Ausschläge usw. oder akute (fieberhafte) ansteckende Krankheiten. Scharlach, Keuchhusten usw. Kopfverletzungen.
   b) Geistige Entwicklung: Gute oder schlechte Fortschritte in der Schule? Wie Charakter? Ob gut, bös, eigensinnig, aufgeregt? Nervöse Erscheinungen, Anfälle, Veitstanz; üble Gewohnheiten (Masturbation), Neigung zu Verbrechen, Tiere-quälen usw.
7. Zeit der Mannbarkeitsentwicklung, etwa 14. bis 17. Jahr.
   a) Körperlich:
   b) Geistig: (wie in 6).
   c) Ist eine Änderung in dem geistigen Zustand, Intelligenz oder Gemüt gegen früher zu bemerken?

Im folgenden möchte ich mir nun erlauben, einige Fragen zu präzisieren, wie ich sie mir als Grundlage, oder eigentlich als nächste Aufgabe für unsere statistischen Bestrebungen denke. Es wäre meines Erachtens zu erforschen:

1. Invalide Gehirne vererben
   a) welche psychische Formen? und
   b) in welchem Grade (je nach dem Schicksal des klinischen Verlaufs resp. Ausgangs)?

2. ob allen Psychosenformen diese Wirkung zukommt, so daß also immer wenigstens die levis notae macula der Belastung aufgedrückt bliebe, oder nur unter besonderen Umständen? Hier käme auch der eventuell vorwiegende väterliche oder mütterliche Einfluß auf die geistige Ähnlichkeit der Progenies wieder in Nachprüfung.

3. ob es für die Vererbbarkeit wichtig und von erheblichem Einfluß ist, je nachdem eine Psychose primär in einem Stammbaum auftritt, oder dieselbe bereits Erscheinung, Folgezustand, einer aszendenten Belastung ist? Es ist als sehr wahrscheinlich für gewisse Störungsformen anzunehmen, daß die Heredität progressiv in den aufeinanderfolgenden Generationen eine schwerere wird, wenn nicht die Schutzkraft der Natur eingreift; worin besteht diese, und woran ist sie als mutmaßlich in einem Stammbaum zu entdecken?

4. Ist das Lebensalter von Ausschlag für die Schwere der Vererbung? Wahrscheinlich. Psychosen in den Jahren der Geschlechtsreife und Geschlechtstätigkeit, oder vorher, sind a priori sicherlich als funester in der hereditären Wirkung zu veranschlagen, als klimakterische und senile.

5. Welche Formen — und unter welchen individuellen Bedingungen — gestalten sich progressiv für die Deszendenten?

6. Bildet für diese progressiv entartende Wirkung der Heredität, ja vielleicht für die Vererbung überhaupt, die Mitbeteiligung der trophischen Nerven ein wesentliches pathogenetisches Element? Unter Vorbehalt wäre ich geneigt, zusagend zu antworten, insofern die periodischen Psychosen, diese echtesten Typen einer fast durchweg hereditären Entstehung, so

regelmäßig mit trophischen Ernährungsstörungen verlaufen. Dieses Beispiel steht aber nicht vereinzelt; die Zunahme des Körpergewichts bei prognostisch schlimm ausgehenden Psychosen, die ihrerseits wieder auf schwere Krankheitsanlagen und damit im weiteren auf wenigstens mögliche vererbbare Keimerkrankungen hindeuten, ist eine in derselben Richtung gelegene klinisch-biologische Tatsache. Könnte deshalb, was ich früher schon andeutete, nicht auch eine kausale Verbindung beider Faktoren vorliegen? Die Bestätigung wäre eine Tatsache von zweifellos hoher Wichtigkeit. Wir hätten dann ein nachweisbares Zeichen für die Vererbungsfähigkeit eines psychopathischen Zustands, und könnten c. p. eine Psychose in dem Verhältnis als virtuell übertragbar beurteilen, als sie sich mit Ernährungsstörungen neurotischen Charakters verbindet.

7. Ist speziell die sittliche Entartung des geisteskranken Parens von funester Bedeutung für die degenerative Gestaltung der Nachkommen? Und ob schon als solche (d. h. als ethische Anomalie, z. B. verbrecherische Anlage), oder mehr und eigentlich insofern sie den Träger sozial unmöglich macht, d. h. unfähig zum Kampf um's Dasein? Ist es doch kein Geringerer, als „der Umwerter aller Werte", welcher die „Herrenmoral" mit den „explodierenden Egoismen" biologisch und anthropologisch für die Hebung der Rasse höher einschätzt, als die „dekadente" landläufige „Mitleids"-Moral — eine ungeheure Sentenz, die ich wenigstens etwas mildernd in die Antithese umsetzen möchte: dort des skrupellosen Renaissance-Menschen, und im Gegensatz hier der gutmütigen Dutzend-Existenz; dort der geistigen Überkraft, hier eines schlaffen Laisser-aller; dort endlich der kühn sich ertrotzenden Selbstbehauptung, hier der willigen Selbstaufopferung mit Dahingabe allen Kampfs, aber auch aller Energie. Es wäre zu prüfen, ob die Natur, rein nur als Physis, den zwar achtungswerten, aber willensschwachen Dulder wirklich geringer einschätzen sollte, indem sie ihn strenger richtet — verkürzt in seinem geistig-sittlichen Erbe auf die Nachkommen — gegenüber jenem Andern, der sich in rücksichtslosem Egoismus auslebt und die Anarchie des Ichs in seinen Charakter aufnimmt, als ein kraftvoll strotzender „hypertrophischer" Wille? Natur und sittlicher Idealismus scheinen

vielleicht getrennte Wege zu gehen, wie in ihren Zielen, so auch in der Wirkung auf die Gesamtheit; die Natur züchtet die Macht, der ethische Wille schafft Werte; jene strebt nach Erweiterung der Energien, dieser nach Selbstbeschränkung. Es begreift sich, daß für das Gedeihen der Rasse nach physischer Seite der Vorzug an jene fällt, und so wird auch ein auf Macht gehendes Streben, das zum Charakterzug geworden, selbst ein brutales, als potentielles Kraftreservoir eine bessere Chance für die natürliche Ausstattung der Nachkommenschaft versprechen mögen. Aber gewiß nicht als letzte Instanz auch für das geistige Fortschreiten des Geschlechts, so gewiß dieses immerhin auch eine gesunde nervöse Grundlage zur Vorbedingung haben muß. Ist es doch eine immer wiederholte geschichtliche Tatsache, daß eine dauerhafte und fruchtbare Macht schließlich nur auf sittlicher Grundlage sich zu erheben und nur so zu einer bleibenden Förderung der Gesamtheit zu werden vermag. Einseitigkeiten aber auf geistigem, und namentlich auch auf sittlichem Gebiete können für die Dauer sich nicht erhalten, sofern andere geistige Richtungen oder Funktionen darunter verkümmern oder leiden. So im engeren Kreis des Individuallebens, so wahrscheinlich auch in der zusammenhängenden Geisteskette der Geschlechter. Selbst überherrschende Tugenden, und seien sie noch so rühmenswert und wertvoll, gewinnen unter diesen Umständen keinen Dauerbestand und haben wohl wenig Aussicht, sich zu vererben. „Der schöne Begriff von Maß und Schranken, von beweglicher Ordnung, Vorzug und Mangel“ — für unsern Dichterphilosophen „der schaffenden Natur höchster Gedanke“ — darf auch im Gebiet des Vererbbaren als führendes und ausgleichendes Gesetz gelten.[1]) Hier liegen tiefe ethische, soziale, pädagogische Probleme, denen wir durch unsere

---

[1]) Auf normaler Grundlage sich entfaltend, schafft das Gesetz den physiologischen Ausgleich der Organe und Funktionen in gegenseitiger Förderung; auf anomalen Lebensbedingungen aber hier den einseitigen Überwuchs, dort die äquivalente Hemmung, das Krankhafte; beidemal „jenseits von gut und böse“. Das Aktuellwerden der regulierenden sittlichen Normen ist das Werk der geschichtlichen Entwicklung, und erfolgt oft erst langsam im Lauf fortschreitender Kompensierung der übertragenen Vorzüge und Mängel in der Ahnenkette von Generationen.

Statistik gleichfalls hoffen möchten, uns nähern zu dürfen. Erinnert sei übrigens, daß das „teleologische“ Moment in der Vererbung, dessen Einrechnung wir in diesem anscheinend nur von Naturspielen beherrschten Rätselgebiet wohl nie werden entraten können, auch seine Grenzen hat. Wenn uns bei unseren Studien die Erkenntnis leiten darf und muß, daß die „Auslese des Passendsten“ unser zweifellos höchstes Prinzip bleibt, so sind eben doch auch die Fälle von Vererbung überzähliger Finger und Zehen usw. nicht zu übersehen, wofür wir vorderhand keine Erklärung wissen. In Übereinstimmung mit dem vorhin Entwickelten steht — und damit treten wir wieder in das Gebiet der Tatsachen ein — daß eine verbrecherische Anlage um so verheerender auf die Entartung des Stammes einwirkt, wenn dieselbe aus einer psychopathischen Wurzel hervortreibt, wenn also der Keim anormal ist. Dann führen beide physisch und psychisch nach derselben Richtung abwärts, in gegenseitiger Verstärkung. Es wäre zu prüfen, ob nicht eine Vererbung sich überhaupt schwerer für die Deszendenz gestaltet bei Einwirkung einer krankhaft unsittlichen Charakterartung des Parens?

8. Bei welchem Intoxikationsgrade und bei welchen klinischen Entartungsformen werden die Lues und namentlich der Alkohol — diese zwei verhängnisvollsten Feinde der geistigen Nervenfunktion — erblich belastend für die Deszendenz? Wirken beide für sich allein, oder wirkt speziell die Lues, als Agent provocateur, erst auf Grundlage einer neuropathischen, eventuell hereditären, Disposition? Neuere und eigene Beobachtungen scheinen letzteres zu unterstützen.

9. Wann, d. h. unter welchen klinischen Formen, beginnt die Hysterie und die Epilepsie durch die Heirat verhängnisvoll zu werden für die Nachkommen? —

Für die Erforschung dieser Fragen, welche sämtlich einen Apparat erfordern, der weit über die Kraft einer einzelnen Anstalt hinausgeht, habe ich voriges Jahr die gemeinsame Bearbeitung empfohlen und möchte meinen Vorschlag heute wiederholen. Aber zugleich eine Teilung der Arbeit. Ich dächte mir die Sache so, daß wir uns alle in gleicher Weise bemühen, die Anamnesen jedes neuen zuwachsenden Krankheitsfalls sofort im Sinne eines genealogischen Stammbaums anzulegen, den wir nach Wunsch und Bedarf später ausarbeiten können. Daneben könnten aber einzelne der wichtigeren Hauptformen (Melancholie, Manie, juvenile Formen, Paralyse usw.) von verschiedenen Anstalten in Angriff genommen werden; vielleicht nach Wahl und Anerbieten, eventuell auch nach vorheriger Vereinbarung resp. Zuteilung durch unsern Vorstand. Nötig ist dabei, daß in jeder Anstalt ein Kollege sich speziell mit dieser Arbeit beschäftigt, die Ergebnisse seiner Mitkollegen einsammelt, auch nach Bedarf die auswärtigen Erkundigungen (eventuell an Ort und Stelle) einzieht und kontrolliert. Nach Umfluß von je fünf Jahren würden die gewonnenen Ergebnisse jeweils an unsern Vorstand wandern, der seinerseits über die Weiterbehandlung befinden würde.

II.

Was wird vererbt? Nach den *Weismann*schen Forschungen wird, was erworben ist, schwerlich vererbt, wenn nicht etwa die Grundlage, aus welcher es übertragen werden konnte, schon vererbt wurde. Praktisch wird dies freilich nicht immer scharf zu scheiden sein. Sicherlich vererbbar ist, was schon aus abnormer Grundlage hervorging. Es muß ohne Zweifel vom Standpunkt der Vererbung ein Unterschied zu erheben sein, ob im gegebenen Fall eine konstitutionelle neuropathische Grundlage vorliegt als erworbener Zustand, z. B. infolge einer akquirierten Dyskrasie, eines Uterinleidens usw., oder aber als angeborene Anlage, als Disposition. Im letzteren Falle ist diese virtuell weiter übertragbar und wird, wie wir es leider zur Genüge erfahren, aktuell auch oft genug übertragen. Es gibt „nervöse" Zeitlagen — Zeiten „mit zu viel Nerven und zu wenig Nerv", wie *Virchow* gerade die unserige einst treffend bezeichnete — und so sind auch wir Nervenärzte, die Diagnose des Altmeisters bestätigend, darüber einig, daß die geistige Luft der Gegenwart neben tüchtigen produktiven Elementen von innerlichem Kaliber doch auch ein überstarkes Gemenge aus Suggestibilität und nervös-psychischer Erregbarkeit mit rascher Erschöpfung enthält, sagen wir kurz: einen ausgesprochen „hysteroiden" Grundzug. Aus ihm ist unser gesteigertes, unerhört verfeinertes Empfindungsleben erwachsen, jene „Reizsamkeit“ aus geändertem Diapason unserer Nervenklaviatur (*Lamprecht*), der wir unsere moderne Kunst in Musik Malerei, Dichtung verdanken; aus derselben „morbiden“ Keimsubstanz aber auch das wachsende Heer der neuzeitigen Nervösen und der psychopathischen Kümmerlinge, das Gros der speziell uns Psychiater interessierenden katatonen Zustände, die in Form und Wesen dem Hysterismus so nahe verwandt, nicht etwa nur häufiger entdeckt werden, sondern auch häufiger heute vorkommen, eine Signatur des spezifischen Milieus, in dem wir leben und atmen. Daß dieser neuro-psychische Zeitcharakter mit den Zeitperioden wechselt (was gegen eine absolute Unveränderlichkeit des Keimplasmas spräche) ist bekannt. Auch geographisch scheint, wie im Rassencharakter, so auch für die Begünstigung einzelner Krankheitspezies ein Wechsel und in gewisser Umgrenzung eine Art Auslese zu walten, die nicht allein nur auf etwaige Innen-Heiraten zu beziehen ist. Ich will damit nur die verwickelten Faktoren, die äußerlichen und innerlichen, zeitlichen und örtlichen, die atavistischen und individuellen andeuten, um auf die mannigfachen näheren und ferneren Ursachen hinzuweisen, welche in der Pathogenese unserer psychischen Erkrankungen mitspielen und deren Abschätzung der pathologisch-anatomische Standpunkt allein, diese sonst letzte Instanz unserer Nosologie, nicht gerecht zu werden vermag. — Ich glaube nun weiter, daß unsere psychiatrisch-statistische Forschung ganz besonders auch berufen ist, die vorhin betonte, bekanntlich für die Pathologie noch strittige Frage mit zu entscheiden: ob und inwieweit erworbene abnorme Eigenschaften vererbbar sind, im Anschluß an die interessanten, teilweise gegensätzlichen Ausführungen von *Weismann* und von *Virchow* über dieses Thema auf der Straßburger Naturforscherversammlung 1885. Sollte nicht der von *Virchow* hervorgehobene Unterschied zwischen einfachen atypischen Anomalien und anderseits solchen, welche den Organismus bedrohen und in seinem Bestand, in Funktion und Leben gefährden, die wir beide schlechthin als „pathologisch“ bezeichnen — von praktischer Wichtigkeit sein speziell für unsere psychopathischen Phänomene, und zwar für deren Einschätzung vom biologischen Gesichtspunkt? Einfach „kranke“, d. h. einfach anomale geistige Symptome denke auch ich mir als biologisch mehr oder minder gleichgültig, als im eigentlichen Sinn wertlos für die Gattung sowie für den damit beschlagenen Träger, der ungehindert damit weiter leben kann. Anders aber bei den „gefährlichen“, welche die individuelle Existenzfähigkeit des Betreffenden in Frage stellen. Hier wird sich der Drang zur Kompensation und zur Beschaffung von Schutzvorrichtungen geltend machen, und diese zwecktätige Energie (biologisch ausgedrückt: die besondere Struktur der chromatischen Kernsubstanz in den Keimzellen) werden wir uns nach Analogien aus dem Tierreich befähigt denken dürfen sowohl um die nötigen Kompensierungen im Funktionsgebiet der unzureichend angelegten Individualkonstitution zu schaffen, wie auch um daraus Dauerwaffen für den Kampf um's Dasein zu züchten, welche auf die Nachkommen übertragbar werden als notwendige oder unentbehrliche Werkzeuge für die Anpassung: Pathologisches in biologischer Entwicklung aus krankhaft-defekter psychischer Anlage.

Ich will diesen Satz — natürlich hypothetisch — an einigen klinischen Beispielen erläutern.

Wenn eine imbezille Anlage vorhanden ist — sei's aus allgemeiner Geistesschwäche, oder aus Verschrobenheit, geistiger Apartheit — erscheint dann nicht das instinktive Mißtrauen, womit solche Existenzen so oft ausgerüstet sind, als eine Art „Schutzvorrichtung“ behufs Anpassung an die Umgebung, und in der Tat sehr geeignet zur Erhaltung und Sicherung der verkürzten geistigen Individualanlage? Nun kann sich aber aus einem solch argwöhnischen, durch Jahre hindurch gezüchteten Sichverschließen erfahrungsgemäß später ein wirklicher Verfolgungswahn entwickeln. Die zum Selbstschutz vererbte Einrichtung wird Ausgangspunkt einer Weiterentwicklung ins Krankhafte; ursprünglich eine physiologisch zweckmäßige, für die Existenz notwendige Eigenschaft wird sie zweifellos auch in die Keimorganisation übergehen und als solche sich vererben können. Die Steigerung in Verfolgungswahn wird zwar immer als ein Resultat mit dem Charakter des Krankhaften und so auch das Mißtrauen in dieser Form als ein pathologisches zu bewerten sein; aber, worauf es uns hier ankommt, die Entwicklung geschieht in natürlicher Folge, mag sie auch erst durch äußere Umstände in diese besondere Bahn geleitet werden. Für uns ist die Tatsache von Bedeutung, daß die spätere krankhafte Geistesphase nicht eine nur neue und heterogene ist, sondern auf anfänglichem physiologischem Boden steht, aus einer nützlichen Schutzvorrichtung hervorgeht, welche des weitern aus sich, d. h. aus den eigensten funktionellen Elementen, die schädigende Hemmung erzeugt, die jetzt als „Verfolgungswahn" auftritt — logisch wie biologisch eine zusammenhängende Entwicklungskette, eine dieselbe Sprache redende Ausdrucksform, Frucht aus Vorfrucht. — Ob es sich nicht auch ähnlich verhält mit der oft angeborenen Furcht und Ängstlichkeit, mit der introspektiven Beschaulichkeit und Grübelei mancher konstitutioneller Neuropathen? Ob nicht diese übertriebene Wachsamkeit auf das eigene Ich und das leibliche Ergehen als dieselbe sanitäre Wehr aufzufassen ist, welche sich züchtet und organisiert in dem Schritte, als sie zur immer zweckmäßigern, endlich unentbehrlichen Existenzbedingung sich festlegt — hier im affektiven Gebiete? Aber auch sie ist eine zweischneidige Waffe, wie das fördernd-schädigende Mißtrauen des Imbezillen. Bei mangelnder Kritik kann erfahrungsgemäß gerade diese resistenzlose neuropsychische Überempfindlichkeit die Grundlage für haftenbleibende Hyperästhesien und Neuralgien abgeben, und diese wiederum für psychische Depressionszustände mit den loci dolentes und excitantes für imperative Affekte. So nimmt auch hier die ursprüngliche „Schutzvorrichtung" einen krankhaften Charakter an, wird aus einem physiologischen nach und nach zu einem pathogenetischen Element; als diese veränderte nervöse, jetzt neuropathisch (hysterisch) gewordene Konstitution wird sie aber, wie wir dies oft genug erleben, zum Übergang in den Keim und damit zur Vererbung, befähigt. Ihr so überaus häufig sich übertragender, in der Folge sich erschwerender Typus — die Grundlage einer Reihe von Psychosen — ist das sogenannte konstitutionelle affektive Irresein, die Dysphrenia neuralgica. — Wenn wir endlich für gewisse manische Zustände den nosologischen Entstehungsgrund in neurotischen Bilanzstörungen einer hereditär schlecht beglichenen reizbaren Konstitution (gesteigerter

Reflexerregbarkeit, vasomotorischer Labilität) erkennen dürfen, in Bilanzstörungen, die sich summieren und zeitweise zu einer (explosiven) Auslösung drängen: so stehen wir auch hier auf dem Boden einer an sich noch als physiologisch gültigen Konstitution, und die zeitweiligen (manischen) Explosionen können als eine Art von „Selbstregulierung" des nervösen Organismus erscheinen, gleichsam als ein reinigendes Gewitter, worauf oft ein erhöhtes Wohlsein, ein normaleres Funktionieren bei jetzt ermöglichter besserer Balancierung des nervösen Haushalts eintritt. Als Analogie sei auf gewisse epileptische Anfälle hingewiesen und deren häufig so günstige nervöse Nachwirkung. Ich möchte damit die konstitutionelle Unterlage auch für manche manische Erregungszustände betonen, wobei die letztern selbst als Ausgleichphasen der (normalen) Schwankungen im Nervenleben erscheinen, nachdem diese zeitweilig sich bis zu explosiver Höhe gesteigert hatten. Die Tatsache, daß manche manische Rezidiven sich noch enger an kalendarische Normen, an gewisse Jahreszeiten (auch Mondphasen) anschließen, eröffnet eine weitere Perspektive auf das Hereinwirken selbst der großen kosmischen Einflüsse auf unser Nervenleben. Ein alter tiefbegründeter Volksglaube, und gewiß nicht ohne auch wissenschaftliche Berechtigung, nachdem *Darwin* den physiologischen Vorgang der Menstruation aus diesen kosmischen Zusammenhängen uns wahrscheinlich gemacht hat. So liegen möglicherweise auch hier in diesen klinisch-pathologischen Bezügen Reste derselben uralten Abhängigkeit der nervösen Funktion von Atmosphärilien zugrunde (ähnlich, wie sie bei zahlreichen niedern Lebewesen fortdauern), die jetzt bei einzelnen unserer Gattung wieder sich zu regen und zu betätigen beginnen auf Grundlage gewisser nervöser Dispositionen, d. h. einer atavistischen Empfänglichkeit und Impressionabilität der Nervenmaterie durch Elementarvorgänge im Weltall, aus deren Bann wir andern uns längst befreit haben. Die große Vererbbarkeit periodischer Erregungszustände würde vielleicht in diesen allgemein-biologischen Zusammenhängen verständlicher (s. unten). Den genannten, in der tiefsten Keimorganisation gelegenen, Anlagen gegenüber wird eine auf kalorischem und traumatischem Boden stehende Manie wohl nicht über das betroffene Individualleben hinaus zu greifen vermögen. — Beim Alkohol und bei der Lues handelt es sich für unsere Betrachtung direkt um die Frage: ob und inwieweit eine Keimvergiftung stattgefunden hat. — Daß eine solche, und damit die Möglichkeit einer Forterbung, namentlich auch den auf Autointoxikation beruhenden Seelenstörungen zuerkannt werden darf, ist anzunehmen, insofern einem veränderten Chemismus jedenfalls auch veränderte trophische Nerveneinflüsse zugrunde liegen.

Aber auch die ethischen Stigmata eines Degenerierten, seine sittlichen Eigenheiten und Mängel, können da und dort ähnliche Schutzvorrichtungen schaffen, wie die vorhin genannten beim Imbezillen und Hysteriker, ursprüngliche Kampf- und Abwehrwaffen, welche in der Folge seelische Umänderungen mit pathologischer Festlegung der Person des Betroffenen herbeiführen, wirkliche psychische Störungen, als Abschluß und Endzustand einer biologisch gesetzmäßigen, durch die ursprüngliche Anlage vorgezeichneten, durch das Lebensmilieu weitergeführten Entwicklung. Ich gedenke namentlich jener aparten Gruppe von originären Romantikern, welche gewöhnlich mit einem dünkelhaft geschraubten Selbstgefühl begabt, eine nicht vergebliche, wenngleich schiefe, geistige Entwicklung nahmen, ewig styl-los bleiben, und nach abenteuerlichen Kreuz- und Querzügen im Gebiet der sog. krankhaften Schwindler landen. Anfänglich dürfen die treibenden Motive dieser gescheidt-bornierten, weltschmerzlich-süffisanten, unsteten Sturm- und Drangmenschen für ihre Rabulistereien als Erfindungen zum „Selbstschutz“ imponieren, dessen sie bedürfen, um ihre wandelbaren, rasch verpuffenden Regungen jeweils mit der harten Wirklichkeit im Einklang zu halten und sich selbst gegenüber ihren plötzlich auftauchenden, plötzlich zerrinnenden, Willensansätzen draußen zu behaupten. In ihrem Verhalten, das sich oft erstaunlich zweckmäßig der jeweiligen Umgebung anzupassen weiß, erinnern sie an den Vorgang der „Mimicry“; ähnlich dem durch seine Flügelfarbe sich schützenden Insekt, mit einer instinktiven Treffsicherheit, wissen diese Inkompleten sich dem Milieu einzufügen, hier die Mängel ihrer defekten Anlage, dort die Nachstellungen von auswärts mit demselben Geschick ausgleichend. Im weitern erhebt sich auf demselben Boden in natürlicher Folge, erst wohl unbewußt suggestiv, ein krankhafter Exaltationswahn, und damit immer mehr jetzt auch ein bewußt-raffiniertes Virtuosentum in der pathologischen Lüge, aus „Lust zu fabulieren“. Aber auch in der scheinbar freien Empfindung bleibt stets die Schranke des Milieus bestimmend und für den Inhalt der phantastischen Aufschneidereien die jeweilige Färbung der umgebenden Verhältnisse maßgebend — damit aber auch in der scheinbaren (und teilweise wirklichen) Willkür des Fabulanten der Zwang, aus dem er handelt, unbelehrbar und unverbesserlich trotz aller Blamagen und Mißerfolge. So wird auch hier unter der Maske des willentlichen Betrügers, des „homme des moyens“, nur der sich selbst düpierende Geisteskranke entwickelt, dessen ursprünglich zu seinem Selbstschutz gebildete Waffen sich in der Folge gegen ihn und seine geistige Existenz kehren. Greifen diese Aktualitäten, wie wohl unvermeidlich im Existenzkampf, im Rückschlag aus den steten Täuschungen und Niederlagen in die affektive und trophische Nervensphäre des Trägers ein, so ist damit auch hier der Weg zur möglichen Vererbung auf die Nachkommen eröffnet. Vielleicht liegt in dem Angegebenen zugleich ein Erklärungsversuch für die wahrscheinliche Tatsache, daß die ethische Entartung — allein oder mit andern geistigen Defektzügen — hereditär funester wirkt, als die intellektuelle, d. h. als die einfache Verblödung.

Diese Ausführungen möchten nur andeuten, wie gewisse geistige Störungsnormen ihre Entstehung und natürliche Entwicklung finden aus anormaler Anlage und deren Wachstum, unter gleichzeitigem Kampf um die Existenz und in Anpassung an die äußeren Verhältnisse. Sie wollen zeigen, daß die manische, depressive, paranoische Form, welche der Gang jener Ausreifung annimmt, nicht ein Anderes und Fremdes darstellt (wenigstens nicht immer darstellen muß), sondern gegenteils oft eine naturgemäße Etappe in der Entwicklung, oder den Abschluß aus inneren und hinzutretenden äußeren Faktoren bilden kann, dessen treibende Kraft der Drang zur Selbsterhaltung und der Widerstand der Umgebung ist: dieselben biologischen Gesetze unter normalen und unter anormalen Lebensbedingungen. Für uns hier ist wichtig, daß die natürliche Entfaltung einer defekten Anlage ebenso dort zur notwendigen und unentbehrlichen Hilfe für die Existenz werden, als hier zur wirklichen geistigen Anomalie auswachsen kann und zur bleibenden Funktionsstörung, beidemal in derselben natürlichen und gesetzmäßigen Verkettung und Entwicklung, beidemal dem Träger zugehörig, und so auch hier wie dort — als normal wie als krankhaft — vererbbar. Umgekehrt wie im geistigen Werdegang des einzelnen, für den es gilt: „Was du ererbt von deinen Vätern hast, erwirb' es, um es zu besitzen!“ steht über der physischen Entwicklung, über der Ahnenreihe der Geschlechter, die Verheißung: „Was erworben ist in Blut und Nerven im Kampf um's Dasein als notwendiger Besitz, kann vererbt werden —“ dort eine (sittliche) Norm, hier eine (biologische) Möglichkeit, abhängig in der Verwirklichung von natürlichen Bedingungen.

Biologische Gesichtspunkte.

Ich resümiere:

Veranlagt zur Vererbung sind: a) Keimerkrankungen als konstitutionelle Psychopathien, welche bereits durch eine längere Ahnenreihe hindurch gegangen sind, womöglich progressiv, und bereits degenerative Wirkung geäußert haben. Gleich gefährdend sind zu betrachten: Intoxikationen, welche zu tiefen und dauernden neuro- und psychopathischen Folgen geführt haben: Alkoholepilepsie, luetische Cerebropathien, eingewurzelte alkoholistische Charakteranlagen.

Unter den Konstitutionen stehen die psychopathischen Charaktere als Ausdruck der verwirklichten Gesamtdegeneration obenan. Gradatim abwärts stehen die Persönlichkeiten, welche charakterologisch degenerative Einzelzüge aufweisen, Periodizität in ihrer psychischen Leistungskraft, instinktive Willensrichtungen und Impulse, Zwangsgedanken und -empfindungen. Dieser Gruppe auf angeborener Anlage gegenüber sind als leichter und möglicherweise als nicht vererbbar die erworbenen Konstitutionsanomalien zu bewerten, wenn diese auch anscheinend klinisch symptomengleich sich gestalten. Eine hysterische Konstitution auf Grund eines chronischen Uterinleidens wiegt nicht so schwer, wie eine hereditär überkommene Neurose desselben klinischen Charakters; familiär sich durchziehende ausgebildete Epilepsien und Hysterien sind ernst zu bewerten; ausgeprägte Stoffwechsel- und Ernährungsstörungen wie Gicht, Diabetes und prämature Atherosen als wahrscheinlich ernst, in dubio eher als infaust zu veranschlagen.

b) Handelt es sich um Kandidaten, welche bereits Psychosen bestanden haben, so bleibt stets die Beurteilung in erster Linie von a) abhängig.

Im speziellen entscheidet dann weiter die Verlaufstendenz und der klinische Charakter der durchgemachten Psychose. Handelt es sich um erste und einmalige Erkrankungen, welche geheilt sind und sich durch eine genügende Quarantänezeit bewährt haben, so ist ein direktes Abraten vom Heiraten nicht geboten, wenn auch ärztlicherseits nie zugeraten werden sollte. Handelt es sich um mehrmalige Anfälle, so sinkt parallel der verminderten Chance des Gesundbleibens auch die Rätlichkeit der Verheiratung.

Nun kommt aber selbstverständlich der jeweils einzurechnende Anteil auch des andern Parens dazu, bei einem unsichern männlichen Kandidaten der Einfluß der Braut, und umgekehrt. Diese Größe läßt sich natürlich nur approximativ schätzen, sollte aber auch nach derselben klinischen Richtung erwogen werden wie der Einfluß des anderen Partners. Idealiter müßte ein zu erwartendes Kind nach beiden Eltern arten; realiter ist aber wohl immer der Einfluß eines Elters überwiegend. Hier befinden wir uns nun noch ganz im Reich unbekannter Vorgänge, auf welche die biologischen Untersuchungen trotz ihrer bewundernswerten Fortschritte noch keine ganz befriedigende Antwort gegeben haben. Noch schweben die wichtigsten Grundfragen, wovon ich hier nur einige berühre: Sind die vier aus einer Samenmutterzelle sich bildenden Samenzellen gleichwertig? Werden die in den Chromosomen der Urkeimzellen steckenden Anlagen gleichmäßig auf die vier Samenzellen verteilt, so zwar, daß es einerlei ist, welche der vier zur Befruchtung gelangt, und daß doch immer das nämliche Wesen neu entsteht? Oder sind die vier Samenzellen ungleich ausgestattet, so daß jede von ihnen, wenn sie zur Befruchtung kommt, ein etwas anderes Geschöpf hervorrufen kann? Und wie ist es mit den Eizellen? Haben die mit den Richtungskörperchen ausgestoßenen Chromosomen die nämlichen Vererbungsanlagen wie die im Ei verbleibenden? Oder besteht vielleicht eine Einrichtung, vermöge deren die von den ältesten Vorfahren herrührenden Vererbungssubstanzen (die atavistischen Determinanten, um einen von *Weismann* geprägten kurzen Ausdruck zu gebrauchen) ausgeschieden werden können? Kann man annehmen, daß die atavistischen oder von krankhafter Veränderung befallenen Determinanten auch in ihrer potentiellen Energie geschädigt sind? Ist hier eine Pforte der Variabilität und damit des Artfortschritts geöffnet, sofern jetzt für die Mutter die Wahrscheinlichkeit der Erzeugung gesunder Nachkommen vergrößert wird? Können auf diese Weise (durch Ausstoßen der minderwertigen Determinanten) auch Anlagen von Krankheiten ausgeschieden werden? Ist es speziell für die psychopathischen Anlagen von Erheblichkeit, ob sie im biologischen Prozeß des Ergriffenen selbst wurzeln, so daß sie desto konstanter sind und zäher haften, wie denn tatsächlich die Periodiker in der Regel durch Generationen und oft in derselben Form ihre Anlage vererben? Liegt möglicherweise in dem soeben genannten physiologischen Moment (Zusammenhang mit dem biologischen Lebensvorgang des Individuums) die nächste Ursache dafür, daß krankhafte Anlagen mütterlicherseits eine so häufige Quelle angeborener Belastung bilden? Und wenn bei der Eireifung Richtungskörperchen ausgeschieden werden (vielleicht, je nachdem sie nur lockerer mit dem Lebensprozeß verbunden sind): ist dies dann ein biologischer Weg, auf welchem krankhafte Anlagen getilgt werden, sich ausmerzen können und so eine mitgebrachte schädliche Keimanlage sich wieder zu sanieren vermag (s. u.)? Denn erfahrungsgemäß vererben sich manche krankhafte Anlagen auch nicht, und es hat offenbar die Natur, wie sie ihre Sprößlinge degenerieren lassen kann, auch anderseitig wieder die Kraft, sie zu regenerieren. — Wie steht es aber mit den Samenzellen? — Wenn diese ungleich sind, wäre es vielleicht denkbar, daß die „fortschrittlichen" (um ein kurzes Wort anzuwenden) eher zur Befruchtung gelangen, als die mit Atavismen behafteten? Oder ist gar kein solcher Vorzug vorhanden, herrscht der blinde Zufall? Es wäre immerhin auch hier denkbar, daß die Spermatozoen mit atavistischen oder krankhaften Anlagen eine geringere Energie entwickeln und weniger leicht an das Ei herankommen, meistens also erst, wenn es schon von einem aktivern befruchtet ist? Und des weitern: Könnten derartige Schädlichkeiten vielleicht auch nur temporär wirken, und wieder in Wegfall gelangen, wenn der schädigende Parens seine Konstitution nachträglich bessert, rationeller lebt, z. B. den Alkohol meidet? Oder auch, wenn die eheliche Kopulation strenger nach Lykurg'scher Vorschrift sich richtet?

Selbstverständlich werden die Verhältnisse noch komplizierter, wenn nicht nur die Mutter, sondern auch der Vater krankhaft veränderte Gehirnanlagen in der Fortpflanzungssubstanz hat. Dann kann von beiden ein Teil in das Kind übergehen und es muß sich ein völlig neues Krankheitsbild darbieten. Vielleicht liegt hier der Schlüssel zu der merkwürdigen Proteusnatur der krankhaften Veränderungen, die bei den Kindern in ganz anderer Gestalt auftreten können, als bei den Eltern. Andernfalls kann auch das „dynamische“ Übergewicht der krankhaften Determinante bei einem Parens (dessen gesteigerte potentielle Energie resp. Vererbungskraft) formbestimmend wirken, „durchschlagen“, trotz Amphimixis mit einem gesunden. Sicher wird die Biologie der Zukunft auch in der Art der Zellteilung noch eine neue Quelle der Variabilität entdecken, sofern nämlich bei der Mitose ungleichartige Halbierung erfolgt. Und auch noch während des Wachstums des Embryo's wird durch ungleiche Ernährung dieselbe Störung, d. h. Ungleichheit in den Zellteilungen, herbeigeführt werden können und damit ein neuer Weg zur Abweichung, körperlich nnd zerebral (seelisch), vom Typus der Eltern. Es ist klar, daß in diesen beiden Momenten auch der physiologische Ausdruck enthalten sein kann für eine Beeinflußbarkeit der Keimzellen durch Wirkungen des Stoffwechsels resp. der körperlichen Konstitution der Eltern (direkt chemisch oder tropho-neurotisch), und zugleich eine Andeutung der Möglichkeit einer Rassen-Verbesserung durch Hygiene.

Ergebnisse aus 20 Stammbäumen[1]) periodischer resp. zirkulärer Psychosen.

Zum Folgenden wurden 20 Stammbäume ausgesprochen periodischer oder zirkulärer Geisteskranker verwendet und zwar nur schwere Formen, bei denen außerdem das Vorhandensein erblicher Belastung feststand. Die aus denselben sich ergebenden Tatsachen sind:

Da es sich um eine Auswahl von Fällen handelt, so kann sowohl die Frage nach dem Prozentsatz der zirkulären Psychosen zu den andern, wie auch die Frage, wie viele der Zirkulären überhaupt belastet sind, hier nicht gestellt werden.

Wir finden bei unsern 20 Kranken: direkte Belastung (Eltern, Großeltern) 36 mal, und zwar

vom Vater 14 mal,
vom Großvater 13 mal,
von der Mutter 7 mal,
von der Großmutter 5 mal,
von beiden Seiten: 10 mal.

Es fällt hier sofort auf, daß die Belastung vom Vater und der väterlichen Seite so erheblich überwiegt, daß es sich wohl kaum um einen Zufall handelt, der bei der relativ geringen Zahl der Fälle ja nicht ausgeschlossen erscheint. Das Verhältnis beträgt 70% gegen 35%.

Auch bei den Seitenlinien überwiegt die väterliche Seite. Wir finden hier das Verhältnis 9 : 7. Die Geschwister, wo solche vorhanden sind, finden wir sehr häufig ebenfalls erkrankt: in unsern 20 Fällen nicht weniger als 13 mal.

Zu dem Vorhergehenden möge die Bemerkung gestattet sein, daß für die erbliche Belastung eines Individuums allerdings wohl

---

1) Zu den Stammbäumen wurde ein gemeinsames — sehr einfaches — Schema benutzt, in welches die eingezogenen Erkundigungen eingezeichnet wurden. Gerne spreche ich dafür meinen Kollegen Dr. *Böss* und Dr. *Thoma* besten Dank aus.

nur die direkten Ahnen (Eltern, Großeltern, Urgroßeltern) in Betracht kommen können. Die Erkrankungen in den Seitenlinien (Onkel, Tante, Geschwister) können jedoch insofern zur Beurteilung beigezogen werden, als sie das Vorhandensein einer intensivern pathologischen Vererbungssubstanz im Stamme, und so auch bei den Kranken selbst, wenigstens wahrscheinlich machen.[1]) In diesem Sinne können sogar die Vettern beigezogen werden, falls eine gewisse Sicherheit über die Gesundheit des andern Elters derselben vorhanden ist.

Wenden wir uns jetzt zu der Art der Belastung, so müssen wir, um zu einem sichern Resultat zu kommen (aus den oben angeführten Gründen) trennen in Hauptlinien, Geschwister und Seitenlinien.

Tabelle.

	Hauptlinie	Geschwister	Seitenlinien	Summa
I. Psychosen				
a) die gleiche	7	6	4	17
b) eine andere				
α) einfache	3	4	2	9
β) degenerative inkl. Hysterie, Epilepsie und schwerer psychopathischer Charakter	5	4	6	15
II. Einfache psychisch-nervöse Konstitution	12	—	5	17
III. Suizid	1	4	6	11
IV. Alkoholismus u. sonstige Intoxikation	3	—	2	5
V. Abnorme körperliche Konstitution. Tuberkulose, Diabetes, Krebs, Arteriosklerose	10	4	—	14

Aus dieser Tabelle ist zunächst bemerkenswert, daß nicht nur in der Hauptlinie (35%), sondern namentlich bei den Geschwistern (30%), relativ häufig dieselbe zirkuläre Psychose

[1]) Vergl meine Broschüre I (am Schluß). und Strohmayer, Allgem Zeitschr f Psych. Bd. 61

vorkommt. Keineswegs ist dies aber ausschließlich der Fall. Vielmehr finden wir in der Hauptlinie 40% andere Psychosen. Wenig zahlreich sind allerdings die einfachen Psychosen in Haupt- und Seitenlinien vertreten; häufiger die schweren Formen, wenn auch seltener in der direkten Aszendenz, da von den fünf verzeichneten schweren Erkrankungen nur zwei eigentliche Psychosen darstellen. Bei den drei weiteren handelt es sich um schwere psychopathische Charakteranlage.

Das letztere ist um so bemerkenswerter, als nach unserer Tabelle gerade den leichtern Graden psychisch-nervöser Veranlagung (Hysterie, Neurasthenie, einfacher Nervosität) und des psychopathischen Charakters eine große Bedeutung zukommt. Wir finden ohne die genannten drei noch zwölfmal diese neuropsychische Disposition in direkter Aszendenz, und fünfmal in den Seitenlinien, verzeichnet. Es steht dies Ergebnis in einem auffallenden Gegensatze zu den wenigen degenerativen Psychosen (eigentlich nur zwei). Vielleicht kommt das auf den ersten Blick auffallende Ergebnis daher, daß die schweren Psychosen (ausgenommen die zirkulären) seltener zur Heirat resp. Erzeugung von Nachkommenschaft gelangen, während die psychisch-nervösen Konstitutionen gerade in dieser Hinsicht unbeschränkt sind und somit für die Erzeugung einer kranken Nachkommenschaft höchst gefährlich werden können. Übrigens dürfte daraus noch nicht entnommen werden können, daß die genannten Veranlagungen an sich für die Nachkommenschaft etwa gefährlicher sind, als schwerere Psychosen. Eine verhältnismäßig unbedeutende Rolle spielt hier in der Aszendenz der Alkoholismus. Auch Suizid ist nur in den Seitenlinien häufiger. In mehreren Fällen dürfte es sich um Depressionszustände der gleichen zirkulären Erkrankung handeln.

Demgegenüber sind körperliche Erkrankungen bei den direkten Vorfahren recht häufig (50%). Namentlich ergibt sich aus mehreren Stammbäumen die sehr bemerkenswerte Tatsache, daß da, wo zu einem psychisch kranken oder auch nur nervösen Elter ein konstitutionell körperlich kranker Konjux hinzutritt, die folgende Generation erheblich verschlechtert ist (s. Stammbaum VII; VIII; XVI; XVIII; XX).

Dem Alter nach handelte es sich bei den vorliegenden Fällen um jugendliche Personen, bis auf eine Frau, die erst im Klimakterium erkrankte.

Der Durchschnitt ist 22 Jahre.

Verheiratet waren 8, ledig waren 12.

Kinder hatten von den Verheirateten 7, von den Ledigen 2.

Bei zwei der Verheirateten war auch der Ehegatte nachweisbar psychopathisch. Die Kinder der einen dieser beiden letztern Ehepaare sind teils idiotisch teils epileptisch, die des andern scheinen gesund zu sein, d. h. es ist, wie auch von den Kindern der übrigen sieben, die alle noch jung sind, bisher nichts Gegenteiliges bekannt.

Eine steigende Tendenzzunahme in der Schwere der Erkrankung läßt sich in elf Fällen konstatieren.

Eine Abnahme der Anlage in vier. Bei den letzteren stammt der Konsors stets aus gesunder Familie und ist selbst gesund. Sehr häufig — in zehn, also in 50% der Fälle — zeigt sich eine Neigung zum Erlöschen des kranken Stammes. Drei sind bereits erloschen, fünf weitere sind teils über das Klimakterium hinaus, teils dauernd in Anstalten interniert. Überspringen einer Generation, Atavismus, findet sich nur dreimal.

* * *

Fassen wir zum Schluß die hauptsächlichsten Ergebnisse unserer 20 Stammbäume in Sätze zusammen, so finden wir:

1. Überwiegen des Vaters und der väterlichen Seite bei der direkten und indirekten Erblichkeit;

2. Häufiges Vorkommen derselben Psychosen-Form;

3. Zurücktreten schwerer Psychosen, des Alkoholismus und des Suizids in der Aszendenz (mit Ausnahme der gleichen zirkulären Form);

4. Häufigkeit leichter Neurosen und körperlicher Krankheiten in der Aszendenz;

5. Die Erkrankung beginnt meist in jugendlichem Alter;

6. Die Mehrzahl ist nicht verheiratet;

7. Kommen zwei kranke Gatten zusammen, so ist die Aussicht für schwere Erkrankung der Kinder groß;

8. In diesen Fällen ist stets steigende Tendenz vorhanden;

9. Eine natürliche Korrektur ist durch große Neigung zum Erlöschen des Stammes vorhanden.

Auf unsere Heiratsfrage angewandt, mahnen die Ergebnisse der obigen 20 Fälle zur Vorsicht bei Zuständen psychopathisch-nervöser Charakteranlage, selbst wenn diese nur in anscheinend milden, wenngleich klar ausgeprägten, Symptomen sich geltend macht. Der ärztliche Rat wird deshalb immer nur zweifelhaft zustimmend abgegeben werden dürfen, und auch so nur unter der steten Bedingung, daß der andere Partner gesund ist. Denn Das lehrt unsere Tabelle eindringlich, daß der Einfluß auf die Deszendenz ein sehr bedenklicher sein kann, eventuell direkt funester ist, sobald ein nervöspsychopathischer Charakter bei einem Consors mit einer konstitutionellen — neurotischen oder auch körperlichen (Tuberkulose) — Erkrankung des andern zusammentrifft.

Praktische Vorschläge zur Prophylaxe.

So interessant und zur Fortführung ermutigend diese statistischen Feststellungen nun auch sind, und so sehr sich schon aus dem kleinen Material praktische Schlüsse uns entgegendrängen: die aktuelle Behandlung der Heiratsfrage bei früher Geisteskranken und deren Deszendenten können und dürfen wir keinenfalls so lange vertagen, bis die statistischen Ergebnisse in genügender Zahl und Sicherheit, und für alle Psychosenformen, vorliegen. Die feststehende Tatsache der Vererbbarkeit von Übeln und Gebrechen auf die Nachkommenschaft, worunter die der Geisteskrankheiten wohl das numerisch größte Kontingent liefern, macht das Ergreifen der Abhilfe geradezu gebieterisch und unaufschiebbar, wenn wir nicht eine zunehmende Schädigung unserer Generation, eine Verschlechterung der Rasse mitverantworten wollen. Die Zeichen der Zeit, worunter allein schon die wachsende Zahl der Anstalten mit trotzdem unerreichtem Sättigungspunkt vernehmlich genug spricht, sind zu bekannt; caveant consules!

Daß eine richtigere, vernunftgemäße Leitung der Eheschließungen, als ein soziales Postulat allererster Dignität, unentbehrlich, ist längst keine Frage mehr. Nur das Wie ist der schwierige Punkt, für den wir jetzt eben durch unsere statistischen Forschungen, und seien sie noch so mühsam, feste Grundlage gewinnen wollen. Aber ich meine — und darin pflichten Sie mir gewiß alle bei — jetzt schon, und zwar ohne Zögern und Säumen, mit voller Energie, muß dem erkannten Übel eines wahl- und reflexionslosen Drauflosheiratens eine Hemmung gesteckt werden; die wissenschaftlichen Forschungen mögen daneben ihren ruhigen Gang weitergehen.

Ein solches Eintreten und wirksames Eingreifen ist aber m. E. nur unter Beihilfe des Staates möglich. Wie der einzelne als Ehekandidat, und wir Ärzte als gelegentliche Ratgeber, gegenüber der Allgemeinheit hierzu verpflichtet sind, so muß auch der Staat uns in demselben Bestreben die Hand entgegenreichen. Die persönliche Freiheit soll dabei unangetastet bleiben, soweit sie die Rechte der Allgemeinheit nicht schädigt, und wiederum darf auch diese — obwohl die suprema lex — ihre Macht nicht weiter ausdehnen, als zu dem notwendigen Schutze. Richtig erfaßt, muß im Zusammenarbeiten ein gegenseitiges Sichausgleichen beider Instanzen stattfinden; weder darf der einzelne in Sachen der Eheschließung in rücksichtsloser Willkür vorgehen, noch der Staat ihn ungerechtfertigt bevormunden wollen. Wie ist dieses zu erreichen? Das Wünschenswerte wäre: man verschaffe jedem der zwei Ehepartner die volle Einsicht in die ernste und große Verantwortung, welche jede Heirat unweigerlich auferlegt; man gebe den beratenden Instanzen, soweit sie im Einzelfall beigezogen werden müssen, eine zureichende Kenntnis der Gesetze der Erblichkeit: so bildet sich auf Grund dieser beiden Voraussetzungen dort die persönliche Stellungnahme und das Gefühl der übernommenen Verpflichtung, hier die sachgemäße Entscheidung. Aber wir wissen alle: das sind Ideale, und namentlich von der Erfüllung des zweiten Postulats sind wir noch durch Unendlichkeiten getrennt. Es gilt also nur einer bescheidensten Annäherung an dieses Ziel, was wir billigerweise erstreben können.

I. Hinsichtlich des ersten Desiderats werden wir von ärztlicher und sozialer Seite uns zu bemühen haben: immer mehr aufklärend auf das Publikum zu wirken in Wort und Schrift. Die dreifache Pflicht, die in jeder Eheschließung liegt, gegen den anderen Partner, gegen sich selbst und gegen den Staat — sowohl gegen dessen derzeitige Mitbürger, als gegen die Nachfahren — müßte speziell vom anthropologischen Standpunkt, der uns hier interessiert, in geeigneter Form zur Anerkennung der weitesten Volkskreise gebracht werden. Einen wesentlichen Anteil an der Verbreitung der einschlägigen Erkenntnisse denke ich für die Zukunft den Patronen der Hilfsvereine zu, als welche in erster Reihe die Ärzte, sodann auch die Pfarrer und andere einsichtsvolle Menschenfreunde zu walten hätten, möglichst im Austausch mit den Anstaltsärzten, denen ihrerseits wieder die Aufgabe zufiele, in jedem ihnen vorgelegten Falle belehrend und beratend beizustehen. Aus diesen ethischen und sozialen Momenten, immer tiefer ins Volk dringend, wird sich bei gutem Willen und bei der eindringlichen Belehrung, welche die Nichtbeachtung dieser Kautelen stets aufs neue wieder vor Augen führt, sicher die Erkenntnis und auch die Übung der Pflichten, die der einzelne beim Akt einer Eheschließung übernimmt, im Lauf der Zeit ausbilden und zum Gemeingut sich entwickeln. Es dürfte jetzt schon der geeignete Appell seitens des unterrichteten Standesbeamten an die aufgebotenen Brautleute: ihre persönliche Gesundheitsfrage, und zwar speziell rücksichtlich der Deszendenz, ernstlich zu prüfen und zur Gewissenspflicht zu machen, sehr am Platze sein. Vertrauen wir, daß bei rechtlich denkenden Menschen dieser Anruf auch nicht ohne Wirkung bleiben wird.

II. Staatliche Mitwirkung — ein wichtiges Kapitel, das wir zum Wohl unserer Mitmenschen uns erst erschließen müssen, aber auch, so hoffe ich, erkämpfen werden, namentlich in Form der nächst gelegenen Vorschläge, die ich Ihnen im nachfolgenden unterbreiten möchte.[1])

[1]) Ich weiß wohl, daß diese zum Teil nicht sofort, sondern erst bei einer künftigen Revision des BGB. erfüllbar sind. Dennoch sollten sie jetzt

M. E. wären Bestimmungen ins Auge zu fassen, wonach

a) für die Jahresreife zum Eingehen eines Ehebündnisses ein Alter von 23—25 Jahren für den Mann und 18 für das Mädchen als untere Grenze festgestellt würde, so daß in Ausnahmefällen ein Dispens einzuholen wäre.[2]) So würden die vom biologischen Standpunkt entschieden zu bekämpfenden zu jungen Heiraten wenigstens eingeschränkt. Zugleich wäre als weitere Bedingung auf die zureichende finanzielle Auskömmlichkeit genauer Bedacht zu nehmen, um die gesundheitsschädigenden Einflüsse des Pauperismus nach Möglichkeit auszuschalten und die erfahrungsgemäß günstigen Wirkungen einer rationellen Ernährung und Lebensweise speziell auf die nervöse Konstitution möglichst zu sichern.

b) Noch wichtiger wäre die Festsetzung staatlicherseits, daß jedem Ehepartner das Recht gewahrt bleibt, sich über die Gesundheitsverhältnisse des anderen Teils zu erkundigen, resp. von letzterem ein Gesundheitszeugnis zu verlangen. Dieses Attest hätte sich auf Wunsch über alle in Betracht kommenden Fragen, namentlich auch über noch bestehende oder früher bestandene Infektionskrankheiten, zu verbreiten. Hierunter fielen unter anderen das Gros der geschlechtlichen Erkrankungen, worauf *Hegar* so großen Nachdruck legt, ferner früher durchgemachte Psychopathien, alkoholistische Tendenzen. (Es genügt die Bemerkung, daß die letzteren generell nicht „unbe-

---

schon ausgesprochen werden. Dies gilt namentlich auch für das unten bezüglich der Ehescheidung Gesagte.

[2]) Selbstredend übersehe ich nicht, daß der für die untere Jahresgrenze der Heiratserlaubnis festzusetzende Termin aus mehreren Faktoren (physiologischen, individuellen, sozialen) abgeleitet werden muß, und daß schließlich jede Bestimmung seitens des Gesetzgebers nur eine approximative, gewissermaßen crude, sein kann, da es eine allgemeine Norm (namentlich für die individuellen und sozialen Unterschiede) nicht gibt. Gleichwohl müssen wir ärztlicherseits ernstlich bestrebt bleiben, daß die zu jungen Heiraten tunlichst vermieden werden. Mit dem oben vorgeschlagenen Hinausrücken der Altersgrenze würde auch der sehr oft verlängerten Dauer der Pubertätszeit Rechnung getragen und damit den nicht selten recht verhängnisvollen Überraschungen durch tardiv einsetzende hebephrene Erkrankungen (manchmal erst nach dem zwanzigsten Lebensjahr) vorgebeugt.

dingt“ erbliche, wenngleich übertragbare Anlagen darstellen, während bei der Lues der Krankheitserreger mit übertragen wird). Die verlangten Zeugnisse selbst wären aber nicht von einem einzelnen Arzt auszustellen, sondern — ein Vorschlag meines Kollegen Dr. *Wilser*, dem ich ganz beipflichte — von einem staatlich eingesetzten und in seinen Befugnissen geschützten „Gesundheitsrat“. In dem Tenor der Atteste wäre der Abstammung, den Genealogien, der gebührende Raum zu wahren, und speziell die im Vorleben etwa überstandenen Neuropsychopathien vom Standpunkt ihrer Vererbbarkeit des genaueren zu werten. Für diesen Teil der sozialen Hygiene würden unsere statistischen Bemühungen die unentbehrliche, mit jedem Jahr wertvollere Vorarbeit bilden. Der staatliche Arzt (Gesundheitsrat) soll befähigt werden, die Einzelfälle nach der Klimax: Mahnung, Warnung, Verbot zu begutachten. Von den m. E. ein Heiratsverbot rechtfertigenden psychopathischen Zuständen habe ich in meinem vorjährigen Vortrag einige der wichtigeren namhaft gemacht.

Die Zeugnisse selbst müssen kostenlos ausgestellt werden.

Als Gegengewicht seitens des Staates und zugleich als Sicherung für eine gebührende Beachtung der ärztlichen Urteile würde den Partnern in Aussicht zu stellen sein, daß sie, falls sie jene Ratschläge ignorierten und nach eigenem Kopf dagegen handelten (speziell also trotz positiver Bedenken den Ehebund eingingen), namentlich auf das Recht einer eventuellen späteren Ehescheidung verzichten müßten,[1]) wenn der befürchtete, ihnen vorausgesagte gesundheitliche Schaden später doch einträte. Nicht, als ob die Ehegatten zu einer Gemeinschaft von Tisch und Bett gezwungen würden — im Gegenteil ist hier der Nachwuchs erst recht zu schützen — sie sollen de facto trennbar sein; nur sollen ihnen insbesondere die finanziellen Folgen ihres Schrittes zugewiesen und die dauernde Pflicht für den Unterhalt des kranken Gatten auferlegt bleiben. Vielleicht dürfte aus demselben Motiv der Staat in solchen Fällen eines Zuwiderhandelns gegen eine

[1]) Vorerst als pium desiderium ausgesprochen bis zu einer künftigen Revision der betr. gesetzlichen Bestimmung und einer genügenden Sicherung unserer Ehe-Prognosen.

Eheverwarnung resp. Verbot bei späteren Anstaltspartisanen auch von der Gewährung eines verminderten Jahresaversums entbunden werden, d. h. der einlaufende Pflegling oder dessen Angehörige dürften, wenn zahlungsfähig, nicht auf eine gleiche Berücksichtigung rechnen wie sonst, auch eine Gemeinde nicht so leicht auf die Erreichung einer Freistelle für einen Erkrankten, sofern sie sich ignorierend oder unbelehrbar obstinat gegen das warnende oder gar abratende ärztliche Attest verhielten. Selbstverständlich würde sich ja trotzdem die Humanität auch gegenüber dem Unverstand und selbst einem egoistischen Willen nicht ganz verschließen wollen und dürfen; aber ein Anderes ist: Wohltaten und Erleichterungen spenden über das rechtlich Gebotene hinaus, wenn absichtlich entgegengehandelt wurde gegen besseren Rat und wohlmeinende Fürsorge. Vous l'avez voulu.

Bei Personen, welche an häufig rezidivierenden oder gar ausgesprochenen periodischen Psychopathien leiden und die Intermissionen zu Heiratslizenzen mißbrauchen wollen, sollte eine fürsorgliche Entmündigung, wie ich sie früher empfohlen, möglichst ausgiebige Anwendung finden.

So wünschenswert es nun auch vom sozial-hygienischen Standpunkt wäre, wenn diese ärztlichen Gutachten in Eheangelegenheiten möglichst oft angerufen würden — wie oben angedeutet, würde auch die eventuelle ärztliche Einsprache wegen einer latenten Konstitutionserkrankung (Tuberkulose) oder einer geschlechtlichen Infektion (Gonorrhoe, Lues) unter Einem darin ihre Würdigung quoad Übertragbarkeit und Vererbung finden — so möchte ich doch keineswegs dem Plan einer etwa generellen und gar zwangsmäßig auferlegten Anordnung das Wort reden. Wenigstens heute und in absehbarer Zeit noch nicht, solange wir nicht in unserer Erblichkeitsprognose fester stehen. Eine solche Institution würde sofort und nicht zu Unrecht als rigoros und als ein unerträglicher Eingriff in die persönliche Freiheit und Selbständigkeit empfunden werden. Die Zumutung würde abgelehnt oder so umgangen werden, daß sich die erhofften Vorteile ins Gegenteil verwandelten. Die Durchführung kann und soll also nur eine fakultative sein, der aber, wie ich doch hoffen möchte, ein nicht zu beschränkter Gebrauch gesichert sein wird, wenn anders die hygienischen Grundsätze ihre genügende Verbreitung und Aufnahme im Publikum werden gefunden haben. Obligatorisch sollte meines Erachtens die Anwendung, d. h. der Anruf ärztlicher Gutachten, jetzt schon gemacht werden dürfen in den Fällen, wo es sich um Eheschließungen einzeln stehender Personen handelt, die früher notorisch schon einmal geisteskrank waren und die auf einer Bildungsstufe sich befinden, von wo aus weiter blickende persönliche und speziell hygienische Erwägungen nicht zu erwarten sind. Hier sollte der Standesbeamte, der Bürgermeister usw., nicht allein befugt, sondern verpflichtet sein, vor Erteilung des Heiratskonsenses nochmals den Rat der zuständigen ärztlichen Stelle zu erheben.

Wichtig wird für eine möglichst freundliche Aufnahme der in Rede stehenden Maßnahme beim Publikum und zu ihrer Empfehlung die Art und Weise sein, wie sie vom Gesundheitsrat gehandhabt wird. Grundsatz sollte sein: Ja nicht zu engherzig und nicht zu streng! Es sei denn, daß es sich um Sachlagen handelt, wo wir psychiatrisch auf festen Füßen stehen und heute schon uns befugt erachten dürfen, für die Eheprognose ein „Nein“ zu sagen.

Wenn dem obigen Versuch, dem Wie? einer Heiratskontrolle vom hygienischen und speziell vom psychiatrischen Standpunkt einen Ausdruck zu geben, entgegengehalten werden sollte, daß er nicht genug durchgreift, so würde am wenigsten ich diesem Einwand prinzipiell widersprechen. Aber es wird stets zu erwägen sein, daß bei dem derzeitigen Stand der Gesetzgebung und anderseits unseres psychiatrischen Wissens eine strengere Formulierung noch nicht zu wagen und auch nicht durchzuführen wäre. Eine solche wäre jetzt noch entschieden verfrüht und unsere gute Intention würde am Ende scheitern, weil auch hier das Bessere der Feind des Guten bliebe. Es dürfte aber nicht zu bestreiten sein, daß mit der praktischen Einführung unseres Vorschlags bei Publikum und Staatsorganen einmal ein Beginn gemacht wäre. auf dem sich weiterbauen ließe.

Erklärung der Zeichen.

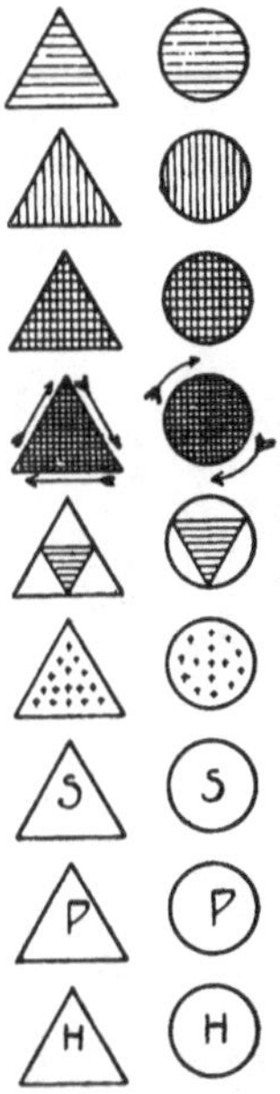

= *Psych. nervöse Constitution. Psychopath. Anlage.*

= *Einfache Psychose.*

= *Schwere (degenerative) Psychose.*

= *Circuläre Psychose.*

= *Einfache Nervosität. Neuropath. Anlage.*

= *Constitutionelle körperliche Krankheit.*

= *Suicid.*

= *Potus.*

= *Erblich belastet, aber selbst gesund.*

g. G. = *gesunde Geschwister.*

Schema der Stammbäume.

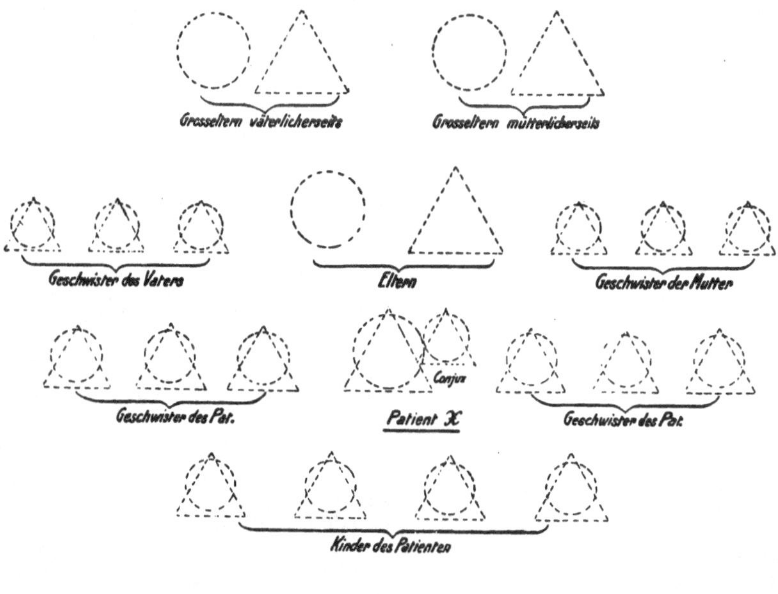

I

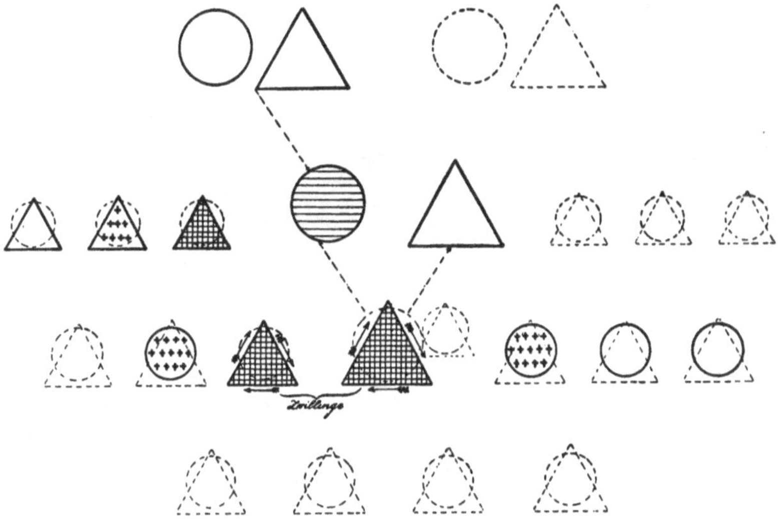

II

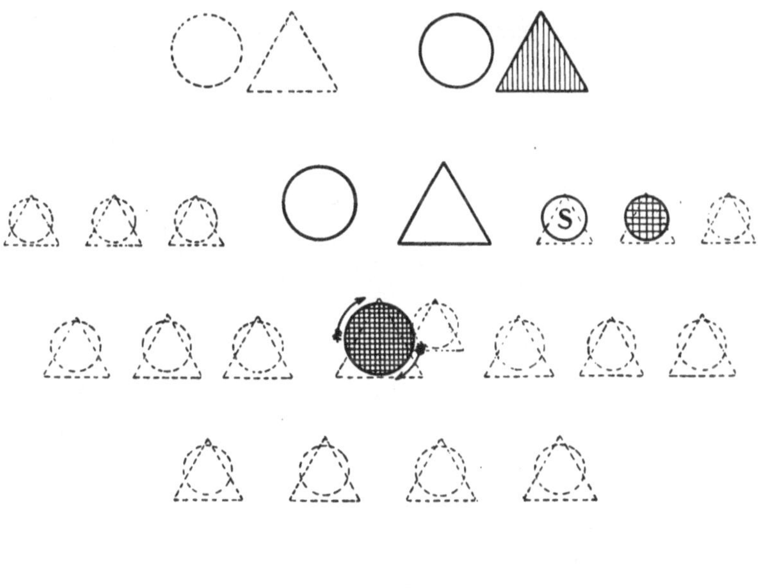

III

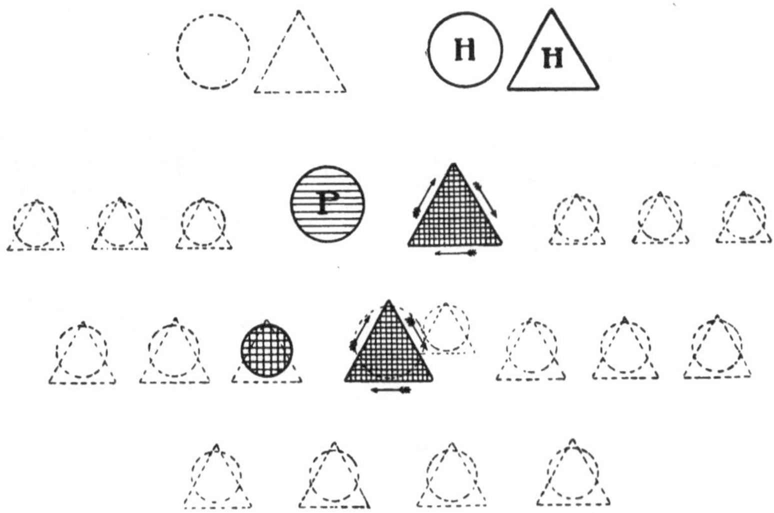

IV

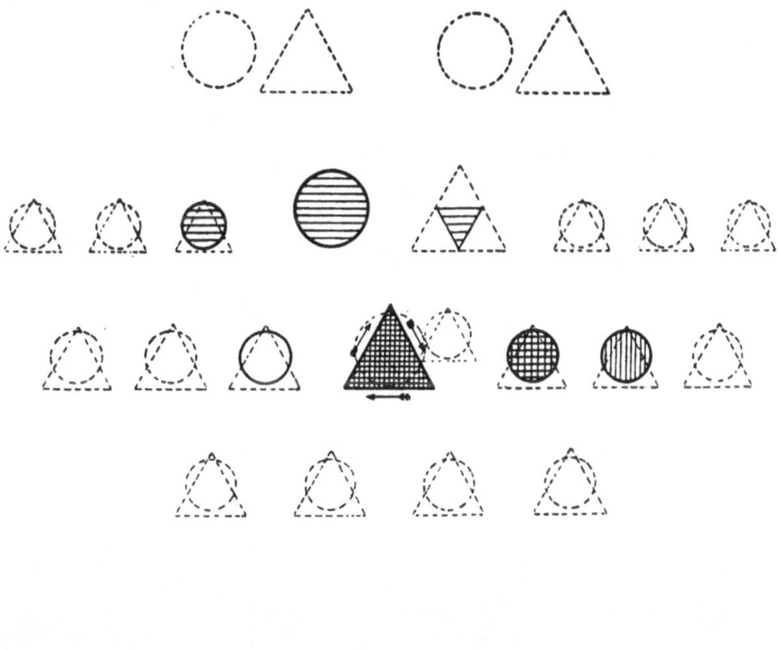

V

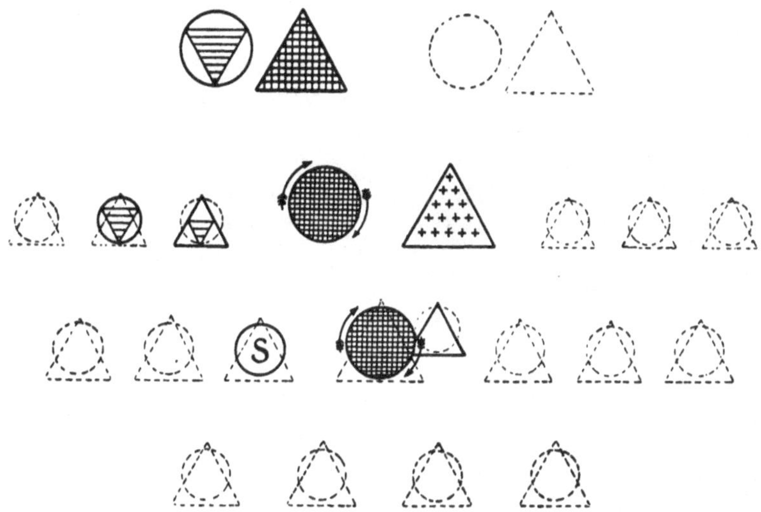

VI

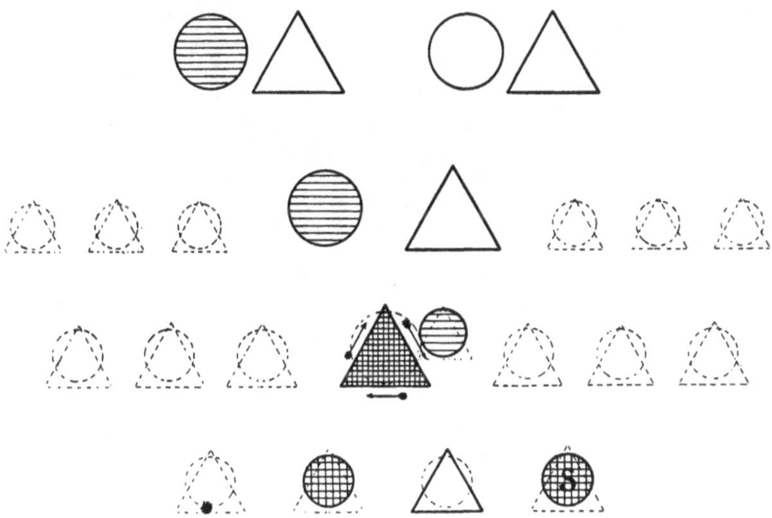

VII

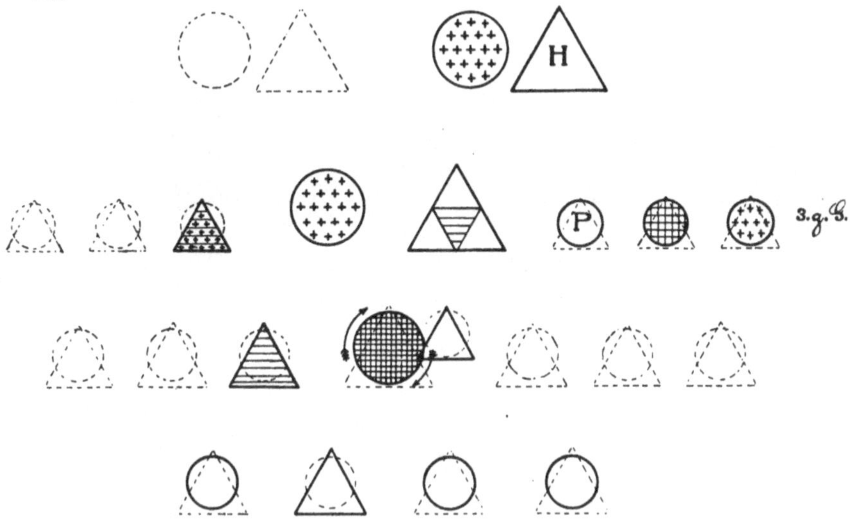

VIII

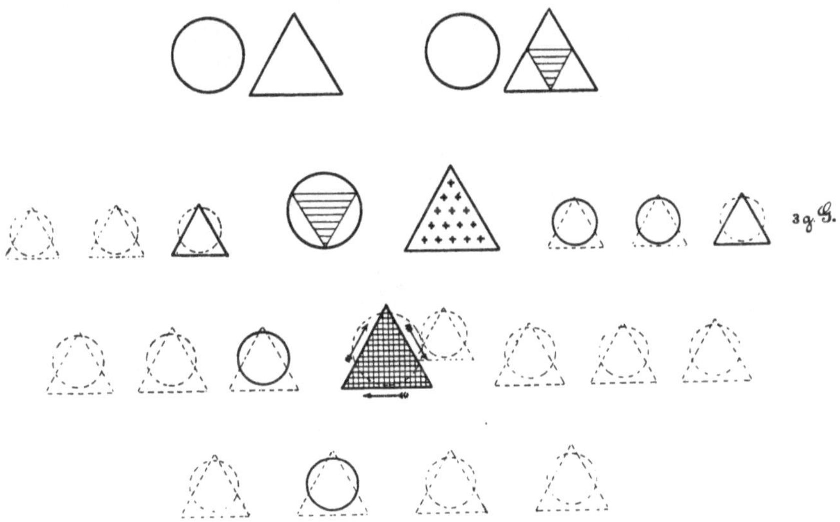

IX

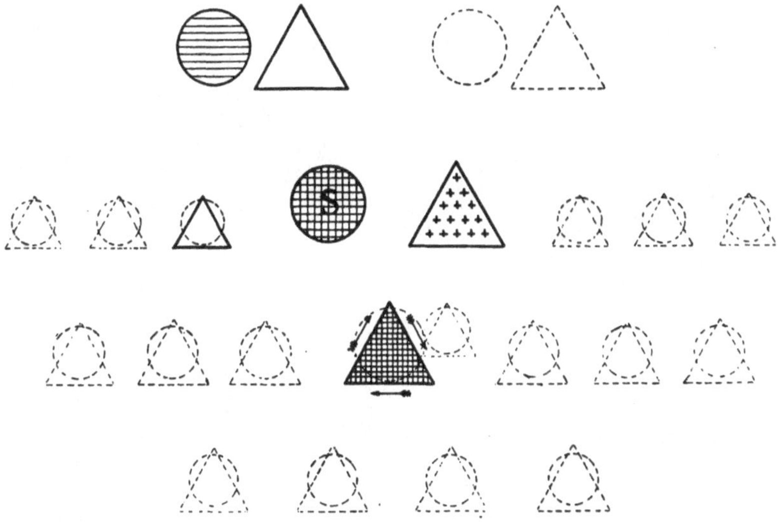

X

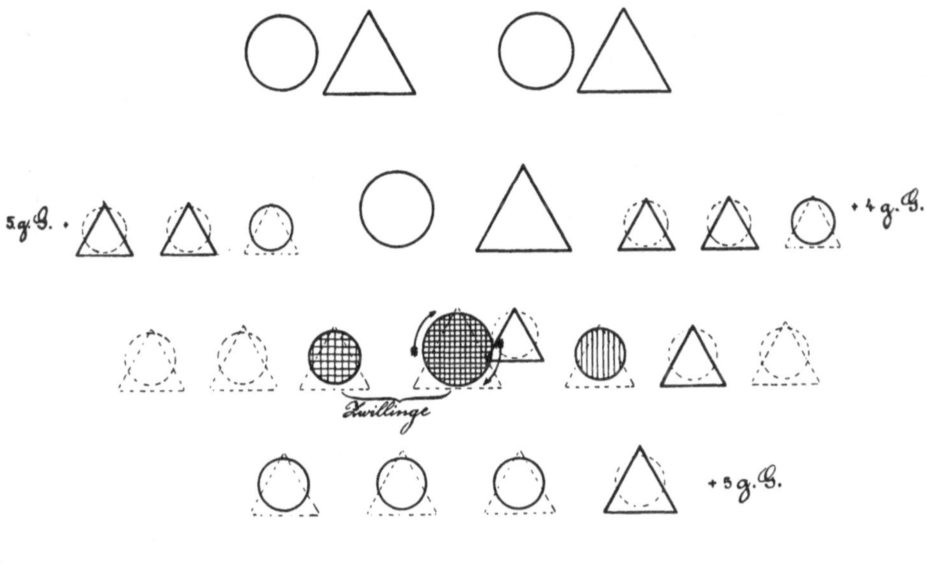

XI

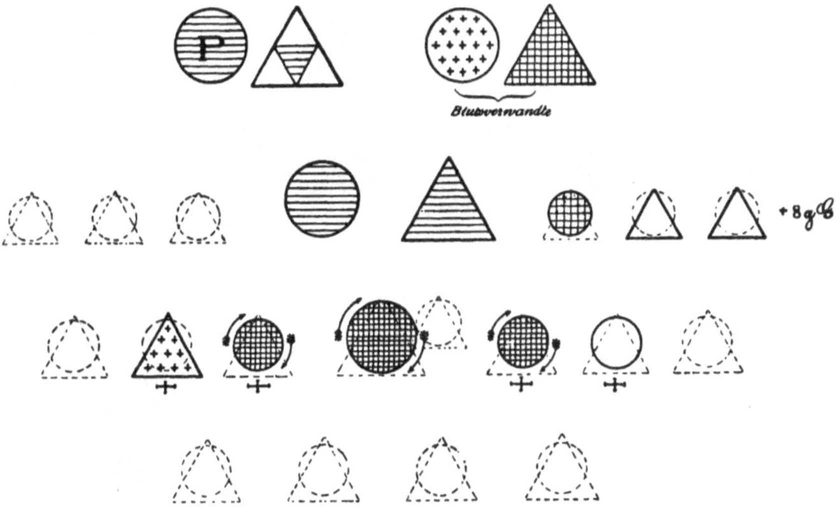

XII

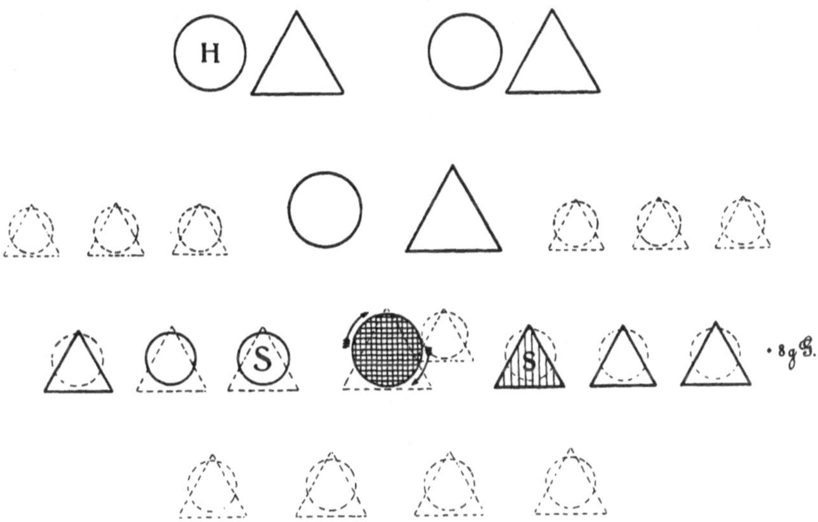

XIII

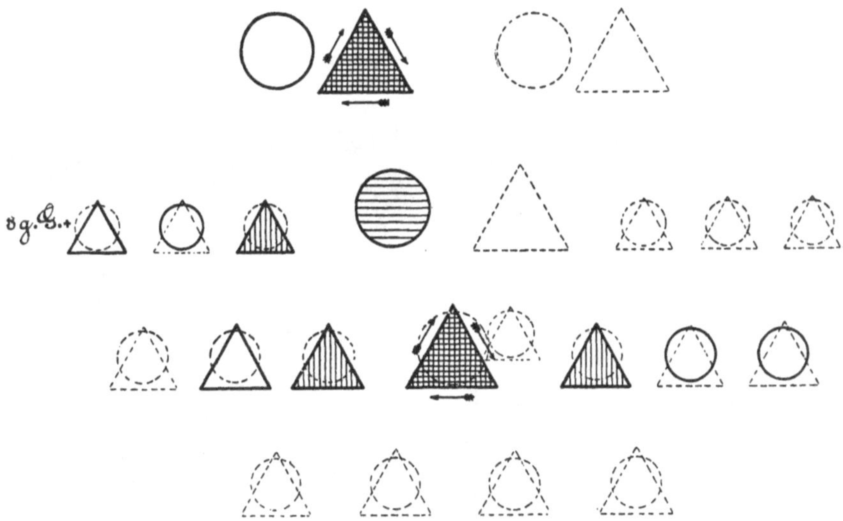

XIV

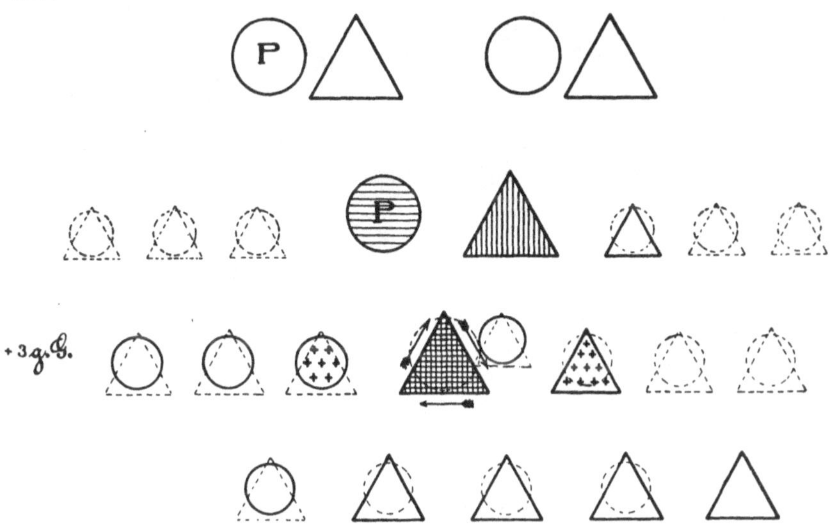

XV

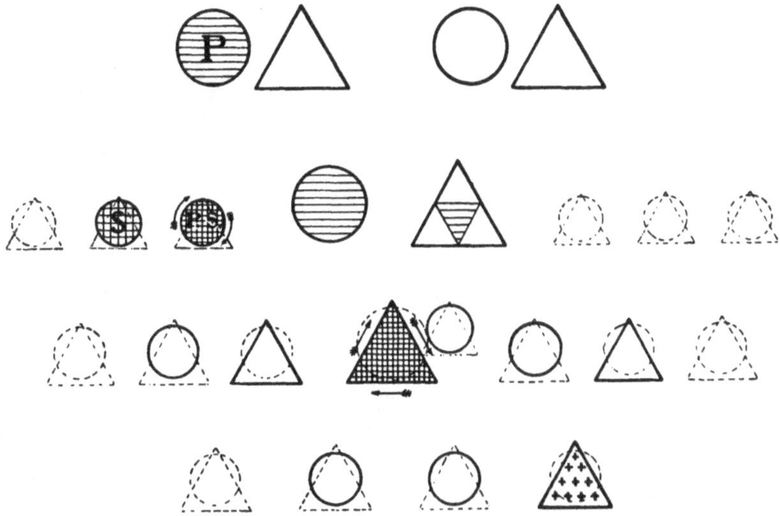

XVI

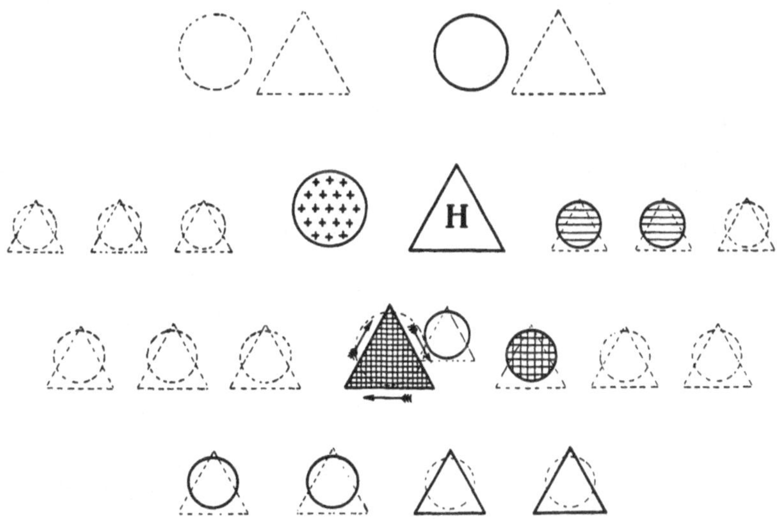

XVII

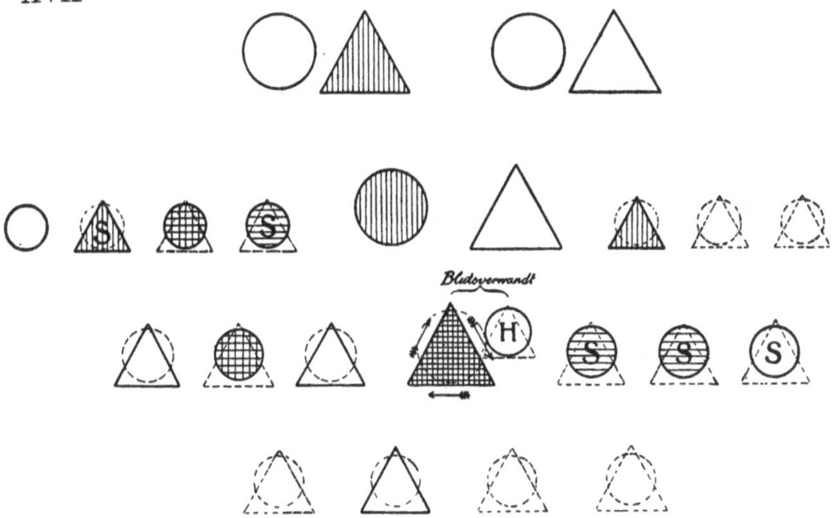

XVIII

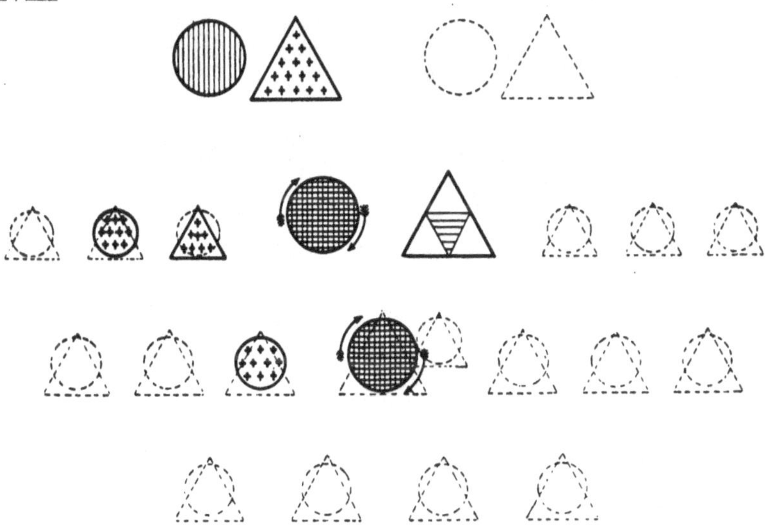

XIX

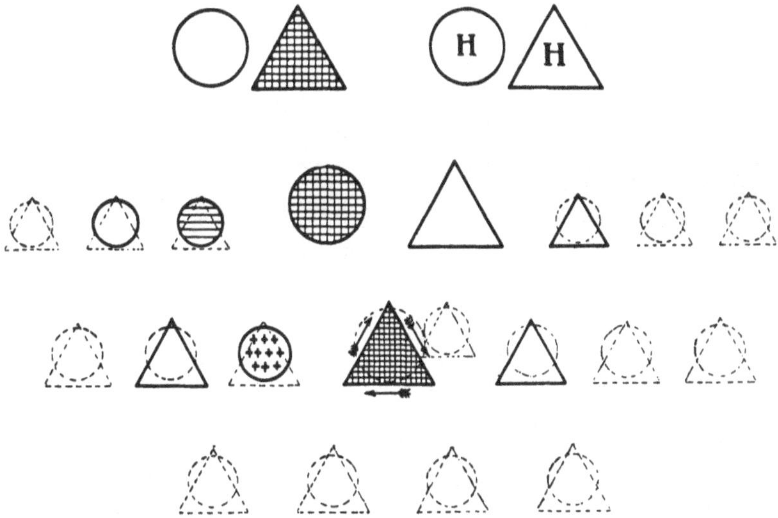

XX

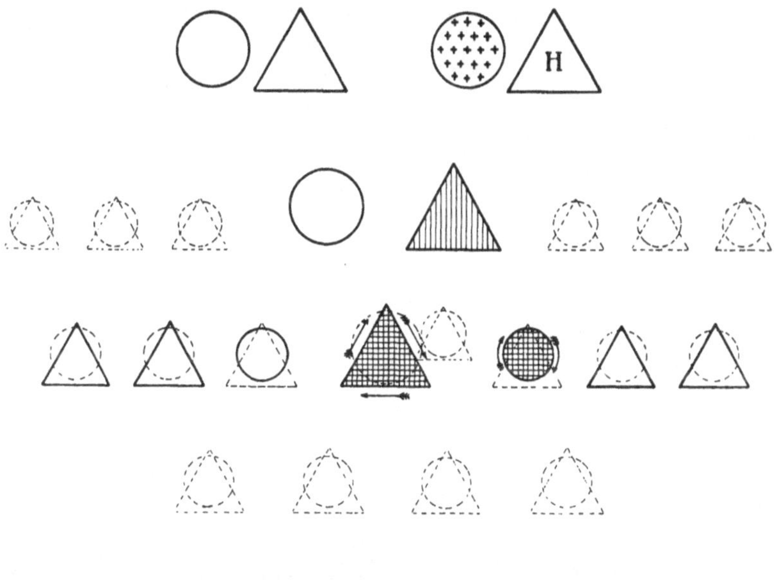